社会脳シリーズ
1

社会脳科学の展望

脳から社会をみる

苧阪直行 編

新曜社

「社会脳シリーズ」刊行にあたって

苧阪直行

脳というわずか1リットル半の小宇宙には、銀河系の星の数に匹敵するほどの膨大な数のニューロンがネットワークを形成し、相互に協調あるいは抑制し合いながら、さまざまな社会的意識を生みだしているが、その脳内表現についてはほとんどわかっていない。

17世紀、デカルトは方法的懐疑によって、思考する主体としての自己を「われ思うゆえにわれあり」という命題に見出し、心が自己認識のはたらきをもつことを示した。しかし、デカルトは、この命題を「われ思うゆえに社会あり」あるいは「われ思うゆえに他者あり」というフレームにまで拡張したわけではなかった。自己が社会の中で生かされているなら、それを担う脳もまた社会的存在だといえよう。しかし、自己と他者を結ぶきずなとしての社会意識がどのように脳内に表現されているのかを探る気の遠くなる作業は、はじまったばかりである。そして、この作業は実に魅力ある知的冒険でもある。

脳の研究は20世紀後半から現在に至るまで、その研究を加速させてきたが、それは主として「生物脳（バイオロジカル・ブレイン）」の軸に沿った研究であったといえる。しかし、21世紀初頭から現在に至る10年間で、研究の潮流はヒトを対象とした「社会脳（ソシアル・ブレイン）」あるいは社会神経科学を軸とする研究にコペルニクス的転回をとげてきている。社会脳の研究の中核となるコンセプトは心の志向性（intentionality）にある。たとえば目は志向性をもつが、それは視線に他者の意図が隠されているからである。志向性は心の作用を目標に向けて方向づけるものであり、社会の中の自己と他者をつなぐきずなの基盤ともなる。人類の進化とともに社会脳は、その中心的な担い手である新皮質（とくに前頭葉）のサイズを拡大してきた。霊長類では群れの社会集団のサイズが脳の新皮質の比率と比例するといわれるが、なかでもヒトの比率は最も大きく、安定した社会的つながりを維持できる集団成員もおよそ１５０名になるといわれる(Dumber 2003)。三人寄れば文殊の知恵というが、この程度の集団成員に達すれば新しい創発的アイデアも生まれやすく、新たな環境への適応も可能になり、社会の複雑化にも対応できるようになる。一方、社会脳は個々のヒトの発達のなかでも形成される。たとえば、幼児は個人差はあるが、およそ4歳以降に他者の心を理解するための「心の理論（theory of mind)」をもつことができるようになるといわれるが、これはこの年齢以降に成熟してゆく社会脳の成熟とかかわりがあるといわれる。他者の心を理解したり、他者と共感するためには、他者の意図の推定ができることが必要であるが、このような能力はやはりこの時期にはじまる前頭葉の機能的成熟がかかわるのである。志向的意識やワーキングメモリがはたらきはじめる時期とも一致するのである。オキシトシンやエンドルフィンなどの分泌性ホルモンも共感を育む脳の成熟を助け、社会的なきずなを強めたり、安心感をもたらすことで社会脳とかかわることも最近わかってきた。

社会脳の研究は、このような自己と他者をつなぐきずなである共感がなぜ生まれるのかを社会における人間とは何かという問いを通して考える。たとえば共感からどのように笑いや微笑みが生まれるのか、さらにヒトに固有な利他的行為がどのような脳内表現をもつのかにも探求の領域が拡大されてゆくのである（苧阪 2010）。共感とは異なる側面としての自閉症、統合失調症やうつなどの社会性の障害も社会脳の適応不全とかかわることもわかってきた。

さて、脳科学は理系の学問というのが相場であったが、近年人文社会科学も含めて心と脳のかかわりを再考しようとする動きが活発になってきた。たとえば社会脳の神経基盤を研究しその成果を社会に生かすには、自己と他者、あるいは環境を知る神経認知心理学（ニューロコグニティヴサイコロジー）、良心や道徳、さらに宗教については神経倫理学（ニューロエシックス）、美しさや芸術的共感については神経美学（ニューロエステティクス）、何かをほしがる心、意思決定や報酬期待については神経経済学（ニューロエコノミックス）、社会的存在としての心については神経哲学（ニューロフィロソフィー）、ことばとコミュニケーションについては神経言語学（ニューロリンギスティックス）、小説を愉しむ心については神経文学（ニューロリテラチュア）、乳幼児の発達や創造的な学びについては神経発達学（ニューロディベロプメンツ）、加齢については神経加齢学（ニューロエージング）、注意のコントロールとワーキングメモリについては神経注意学

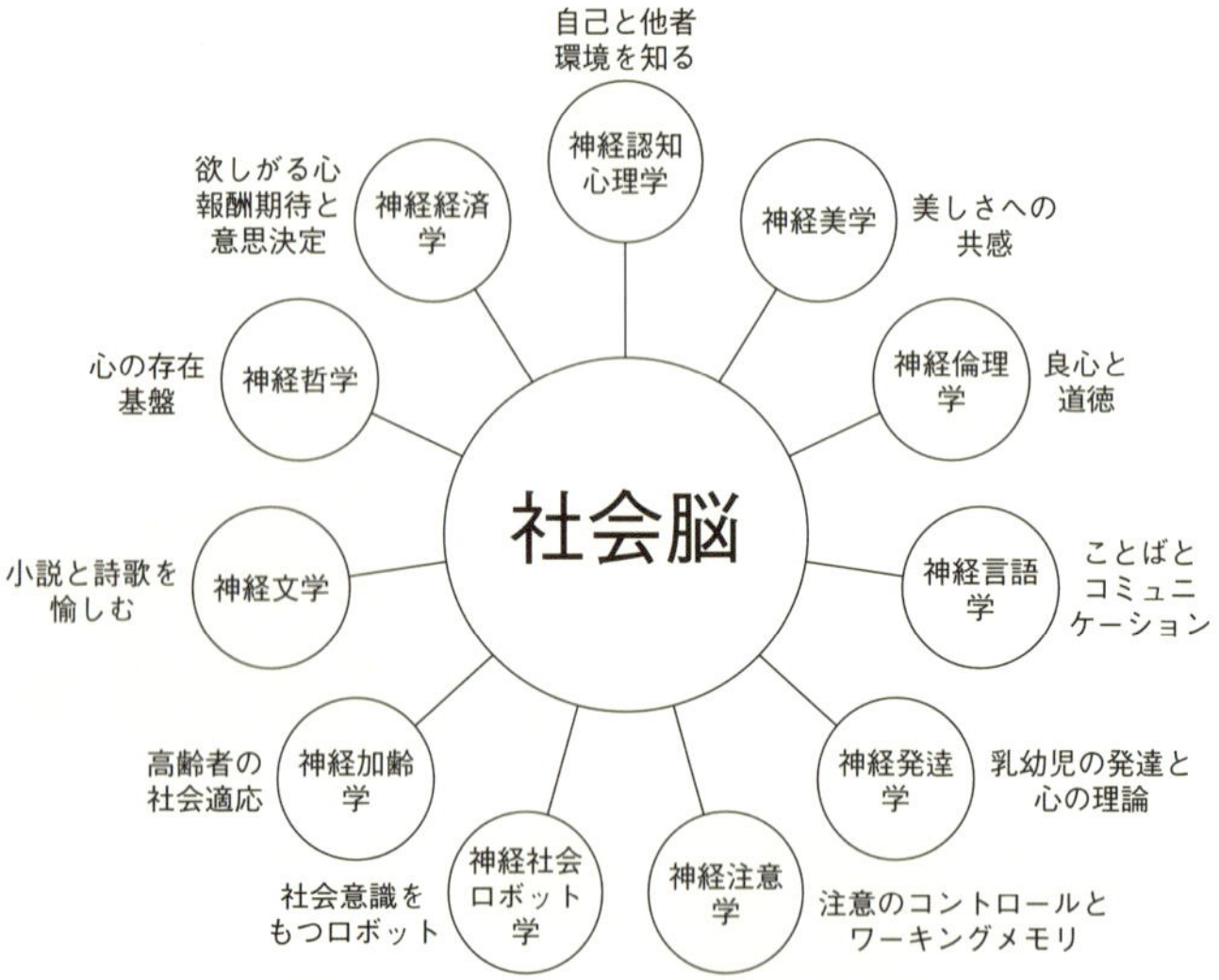

社会脳にかかわるさまざまな学術分野の一例

（ニューロアテンション）、さらにこれらの社会脳の成果を近未来的ブレインマシンインターフェイスで実現する神経社会ロボット学（ニューロソシアルロボティックス）などの新たな学術ルネサンスがその開花をめざして、そのつぼみを膨らませている。驚くべきことに、いずれも「神経」の後に続くのは多くは文系諸学科の名前であり、社会脳研究が理系と文系の学問を橋渡しし、新たな知識の芽生えを準備する役割をもつことを暗示している。筆者は鋭い理系のクワをもって豊かな文系（人文知）の畑を耕すことが社会脳研究という先端科学を育てる手だてであると信じている。これらの新領域の学問は上の図のように多様な側面から社会脳に光を当てることになろう。

さて、科学（サイエンス）という言葉はラテン語の scientia に由来しており、これは知識を意味する。これに、con（集める）という接頭辞をつけると conscientia となり知識を集める意味になり、さらにこれは意識（consciousness）や良心（conscience）の語源ともなり、科学は社会に根差した営為であることが示唆されている（苧阪 2004）。「社会脳」の新分野は21世紀の新たな科学の研究スタイルの革命をもたらし、広大な領域に成長しつつあるのである。社会脳は人文社会科学と自然科学が協調しあって推進していく科学だともいえる。

この「社会脳シリーズ」がめざすのは、脳の中に表現された社会の姿をあらためて人文社会科学の俎上にのせて、これを広く「社会脳」の立場から再検討し、この近未来の新領域で新たな学術ルネサンスが開花する様子をスケッチすることである。社会脳のありようが人間とは何か、自己とは何かという問いに対する答えのヒントになることを願っている。本シリーズが社会脳研究の新たな展開と魅力を予感させ、多くの読者がこの分野に興味を向けてくれることを期待している。

社会脳の最近の動向を知りたい読者のためには、英文書籍ではあるが最近出版されたばかりの Decety & Cacioppo（2011）をはじめ、Cacioppo, Visser & Pickett（2006）、Cacioppo & Berntson（2005）、Decety & Ickes（2009）、Harmon-Jones & Beer（2009）、Harmon-Jones & Winkielman（2007）、Taylor（2002）、Todorov, Fiske & Prentice（2011）や Zelazo, Chandler & Crone（2010）などが参考になろう（巻末文献欄を参照）。一方、本邦ではこの領域での理系と文系の溝が意外に

深いため、本格的な社会脳関連の出版物がほとんどないことが悔やまれる。

なお、Cacioppo et al.（eds.）（2002）*Foundations in Social Neuroscience* では２００２年以前に、また Cacioppo & Berntson（Eds.）（2005）*Social Neuroscience* には２００５年以前に刊行された主要な社会神経科学の論文がまとめて見られるので便利である。

社会神経科学領域の専門誌として、２００６年から *Social Neuroscience*（2006-）や *Social Cognitive and Affective Neuroscience*（2006-）の刊行が始まっている。なお、日本学術会議「脳と意識」分科会や、日本学術振興会の科学研究費基盤研究（Ｓ）「社会脳を担う前頭葉ネットワークの解明」（http://www.social- brain.bun.kyoto- u.ac.jp/）でも２００６年から社会脳を研究課題やシンポジウムで取り上げてきた（その研究や講演をもとに書き下ろしていただいた原稿も本シリーズに含まれている）。編者らは、本シリーズで取り上げた社会脳のさまざまなはたらきを、人文社会科学からのアプローチをも取り込んで社会に生かす「融合社会脳研究センター」を提案していることも附記しておきたい。

社会脳シリーズ1「社会脳科学の展望」への序

第1巻は「社会脳シリーズ」をはじめるにあたって、社会脳科学の現状を諸分野から展望することを目的として、「社会脳科学の展望」とした。社会脳は前頭葉の外側に展開する思考や推論などの知性、内側や辺縁系脳における感情や意思のはたらきと相互作用しながら心のはたらきの基盤を形成している。この巻では、このような「社会脳」のはたらきを最新の機能的磁気共鳴画像法（ｆＭＲＩ）などのいわゆる脳イメージングと洗練された実験社会心理学の方法で読み解こうとするものである。正確に言うならば、読み解く試みを紹介しているといった方がよいだろう。世の中には脳が分かればすべてが分かる、といったいわゆる「脳神話」がある。脳科学への強い期待が感じられて心強いが、一方では人々に大きな誤解を与える可能性があるように思われる。本書を一読していただければ、脳と心のかかわりを読み解くには、その道のりがまだまだ長いことが分かっていただけると考えている。

「社会脳」という新たな学術分野に芽生えてきた研究の息吹を感じていただくために、新鮮で意外な切り口からの最新の研究を紹介する。「社会脳」の面白さは、未来を予測する脳、嘘をつく脳、顔認知の不思議、文化の違いを映し出す脳、社会性の疾患、ねたみの心を担う脳などを通してみた上で、さらに最近話題になっている脳のデフォルトモード・ネットワーク（ＤＭＮ）についても動物の思考やヒトのワーキングメモリとどうかかわるのかについて分かりやすく紹介した。ＤＭＮは休息中の脳が実際はさまざまに思いを巡らせるという隠れた活動をしていることを明らかにしており、禅の修行やマインドフルネスなどの訓練でも注目されている。これらはいずれも最先端の社会脳の興味ある研究分野である。

生理学研究所の定藤規弘先生には一部の執筆者について、適切な紹介をいただいたことについて、また新曜社の塩浦暲氏には編集上のアドバイスをいただいたことについて、それぞれ御礼申し上げたい。最後に、最近の研究を紹介する原稿をいただいた著者各位には心より御礼を申し上げたい。

２０１２年２月

苧阪直行

目次

8　デフォルトモード・ネットワークから見たワーキングメモリ　　越野英哉　171

装幀＝虎尾　隆

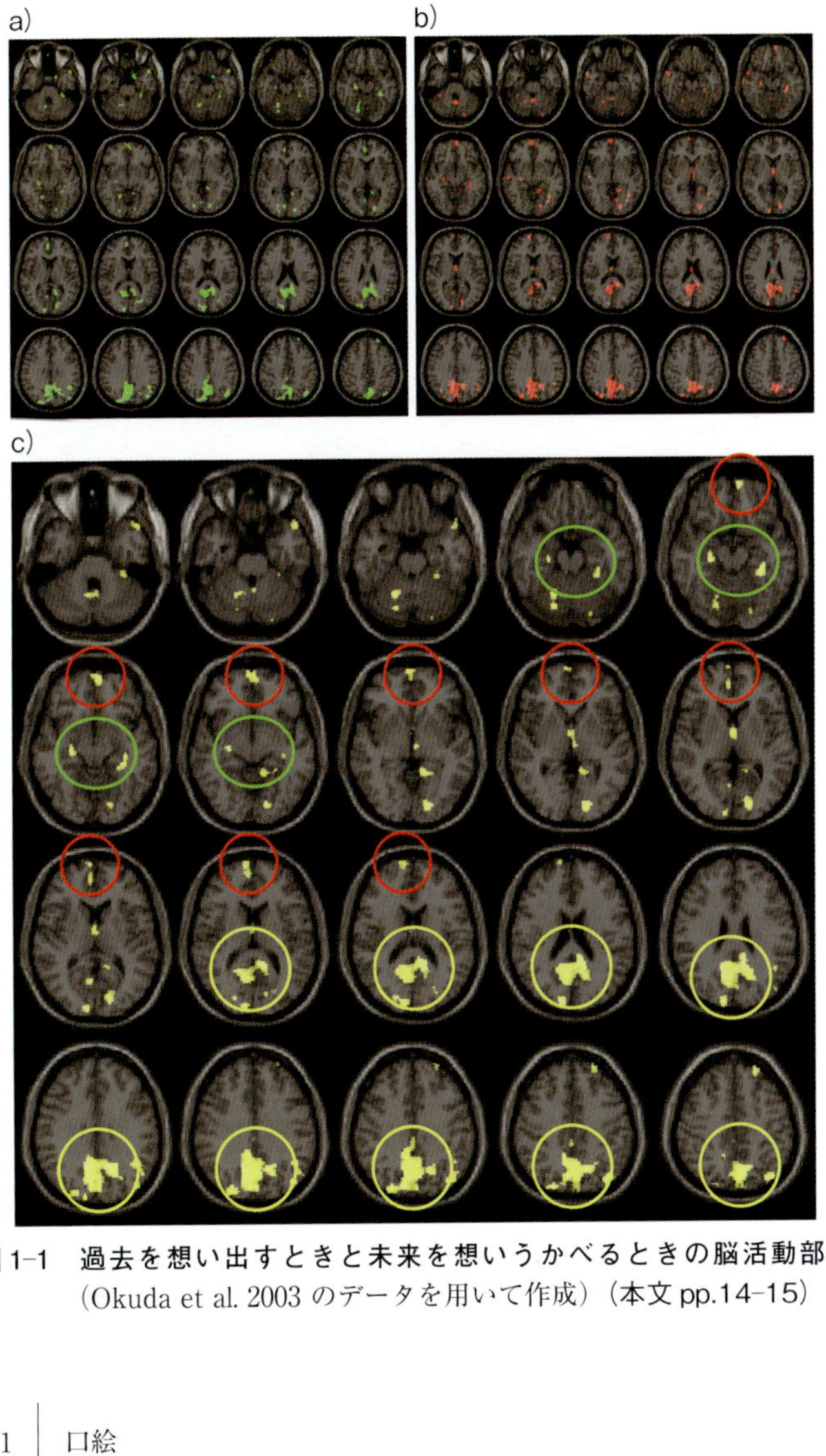

図 1-1　過去を想い出すときと未来を想いうかべるときの脳活動部位
(Okuda et al. 2003 のデータを用いて作成)（本文 pp.14-15）

図 1-1（前ページ）**過去を想い出すときと未来を想いうかべるときの脳活動部位**（Okuda et al. 2003 のデータを用いて作成）
（本文 pp.14-15）

a）過去２課題（遠い過去、近い過去）を平均した脳血流画像から意味説明ベースライン課題の脳血流画像を引いた結果が有意にゼロより大きい領域を緑色で示した。脳活動領域は、標準脳の MRI 構造画像水平断面上に重ね合わせて部位を示している。各脳断面図は左上から右下に向かって、脳の下方の断面から上方の断面へと並べてある。また、各断面図の左側が左脳、右側が右脳、上方が脳前方、下方が脳後方を示す。

b）未来２課題（遠い未来、近い未来）を平均した脳血流画像から意味説明ベースライン課題の脳血流画像を引いた結果が有意にゼロより大きい領域を赤色で示した。図の見方は a と同じである。a とほぼ同じ領域の活動が見られることがわかる。

c）過去２課題と未来２課題とで共通してベースライン課題より有意に血流が上昇していた領域を黄色で示した。図の見方は a, b と同じである。赤丸で囲んだ領域は内側前頭前野の活動部位を、緑色の丸で囲んだ領域は内側側頭葉の活動部位を、黄色の丸で囲んだ領域は内側頭頂葉の活動部位をそれぞれ示す。

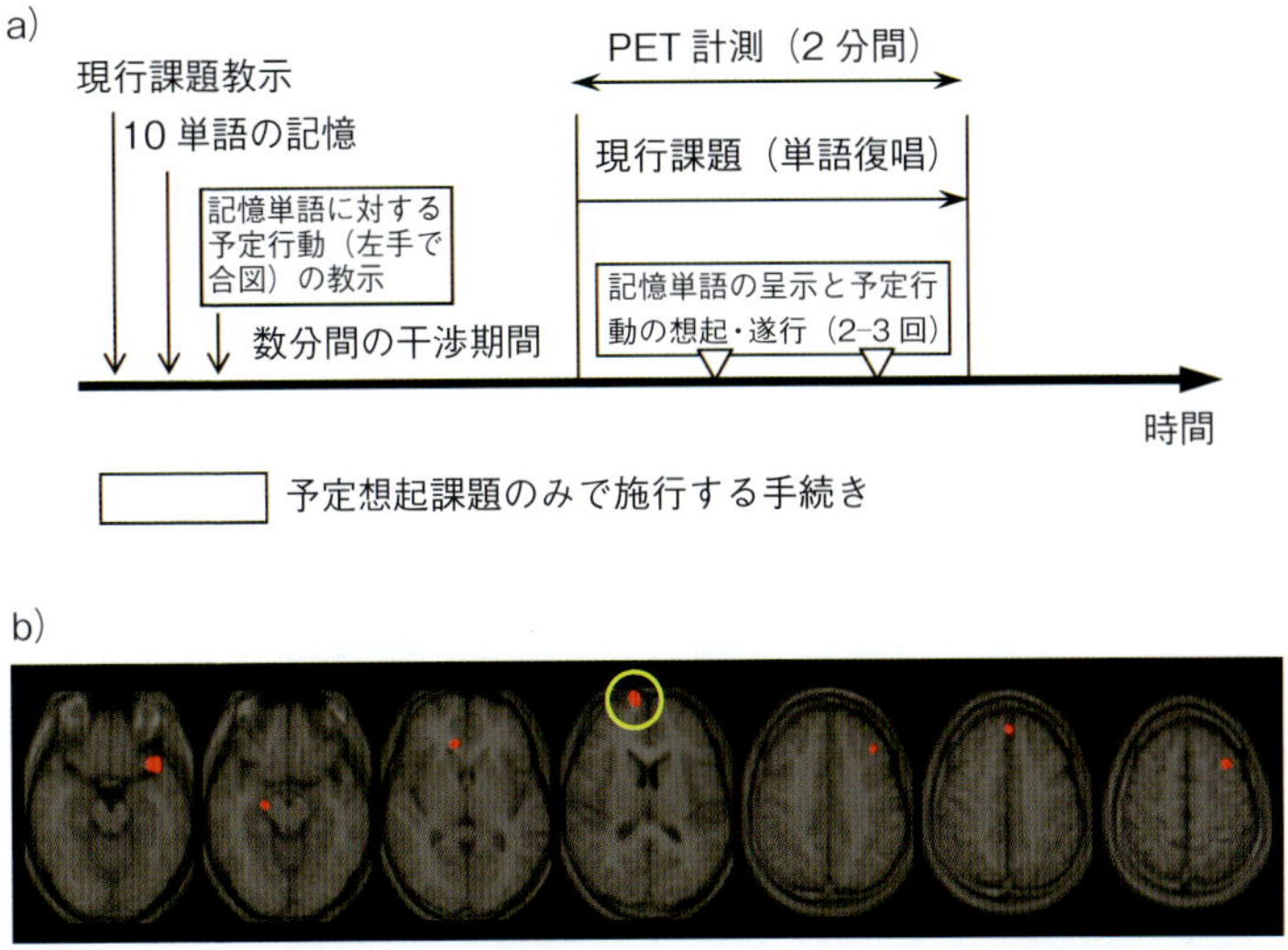

図 1–2　PET 実験で行った実験室内プロスペクティブ・メモリ課題の構造と脳活動部位（Okuda et al. 1998 より改変）（本文 p.23）

a）予定想起課題では、被験者は 2 分間の PET 計測中、現行課題である 5 単語の即時復唱課題中に 2 ないし 3 回呈示される特定の記憶単語に応じて左手で合図をするという予定行動が求められた。これに対するベースライン課題では、PET 計測中に被験者は現行課題のみを行った。

b）予定想起課題においてベースライン課題より有意に脳血流が上昇した領域を赤色で示した。各領域は、全被験者の標準化した MRI 構造画像の平均画像の上に重ね合わせて示している。MRI 画像は、左から右に向かって、下方から上方へと脳の水平断面を並べている。断面図の左側が左脳、右側が右脳、上側が脳前方、下側が脳後方を示す。活動領域は、前頭葉および内側側頭葉の限局した部位に認められる。その後の研究においても特異的に活動が見い出されている前部前頭前野領域を黄色の丸で囲んで示した。

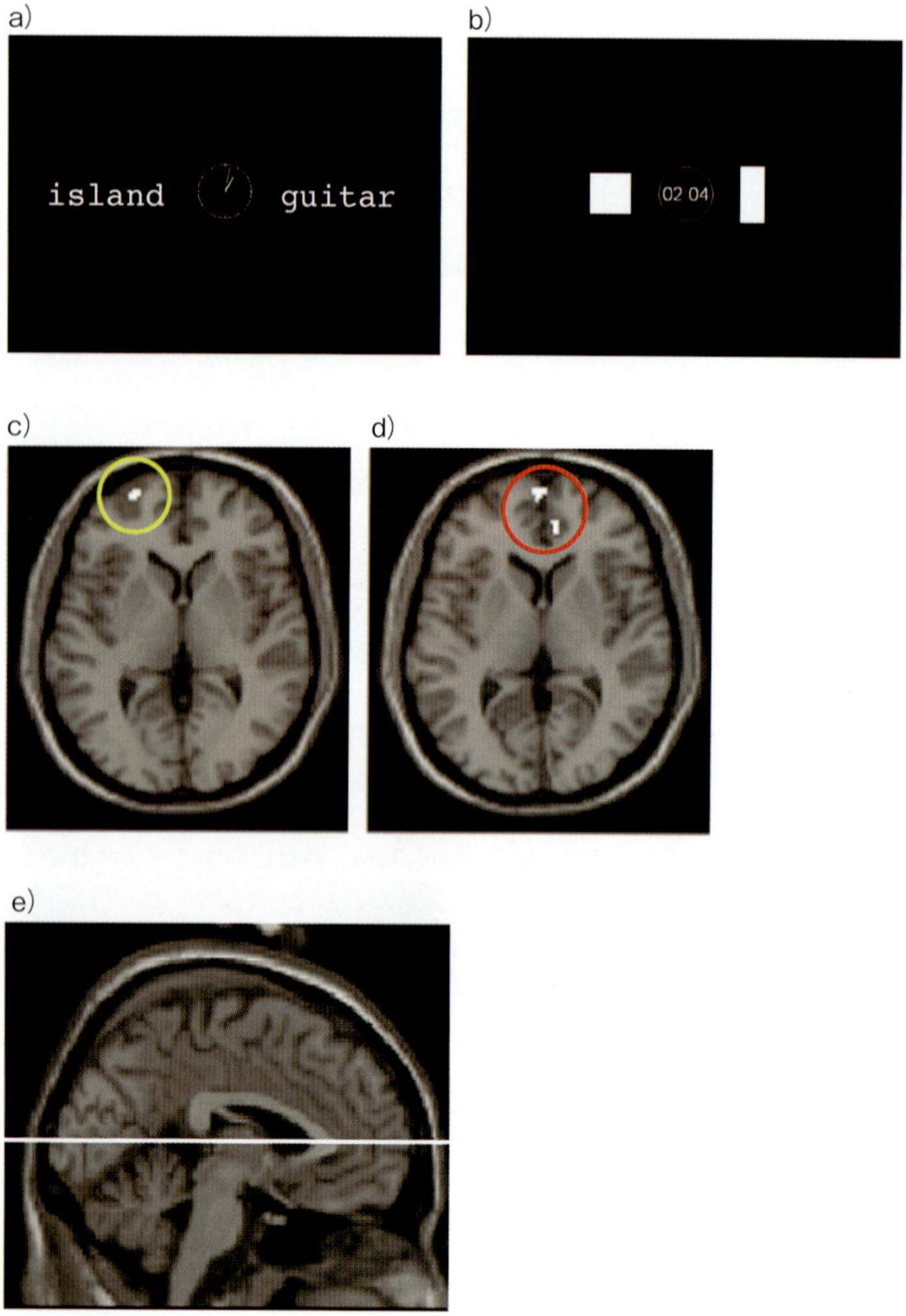
a)
island
guitar
b)
02 04
c)
d)
e)

図 1-3　予定した時間に想起する予定行動と、外的キューに応じて想起する予定行動との違いを調べるための実験課題画面と、得られた脳活動結果（Okuda et al. 2007b より改変）（本文 pp.26–27）

a）単語課題の実験画面例を示す。被験者（全例で英語を母語とする）は画面左右に呈示される２つの英単語が同じ音節数を有するか判断する現行課題を行った。画面中央には課題開始からの時刻が１秒ごとに呈示される時計（この例ではアナログ時計）が表示され、時間課題では被験者は時計を参照して１分ごとに予定行動（現行課題では用いない特別なボタンを押す）を想起、実行した。事象課題では、特定の単語（guitar）が呈示されたときに予定行動を想起、実行するよう求められた。

b）図形課題の実験画面例を示す。被験者は画面左右に呈示される２つの四角形が一方を 90 度回転させたときにぴったり一致するか判断する現行課題を行った。この例では画面中央にはディジタル時計が表示されている。時間課題では１分ごとに、事象課題では特別な四角形（図左側の正方形）が呈示されたときに予定行動を想起、実行するよう求められた。

c）事象課題において時間課題よりも有意に脳血流が上昇していた領域を白色で示した（黄色の丸で囲んだ部位）。脳活動領域は、標準脳 MRI の水平断面上に重ね合わせて示している。断面図の左が左脳、上が脳前方を示す。前部前頭前野の外側部に活動が認められる。

d）時間課題において事象課題よりも有意に脳血流が上昇していた領域を白色で示した（赤色の丸で囲んだ部位）。脳断面の見方は c と同じである。前部前頭前野の内側部に活動が認められる。

e）c および d の断面の位置（高さ）を、標準脳 MRI 画像の矢状断面（身体を左右に分ける縦の断面）上の白線で示した。

c)

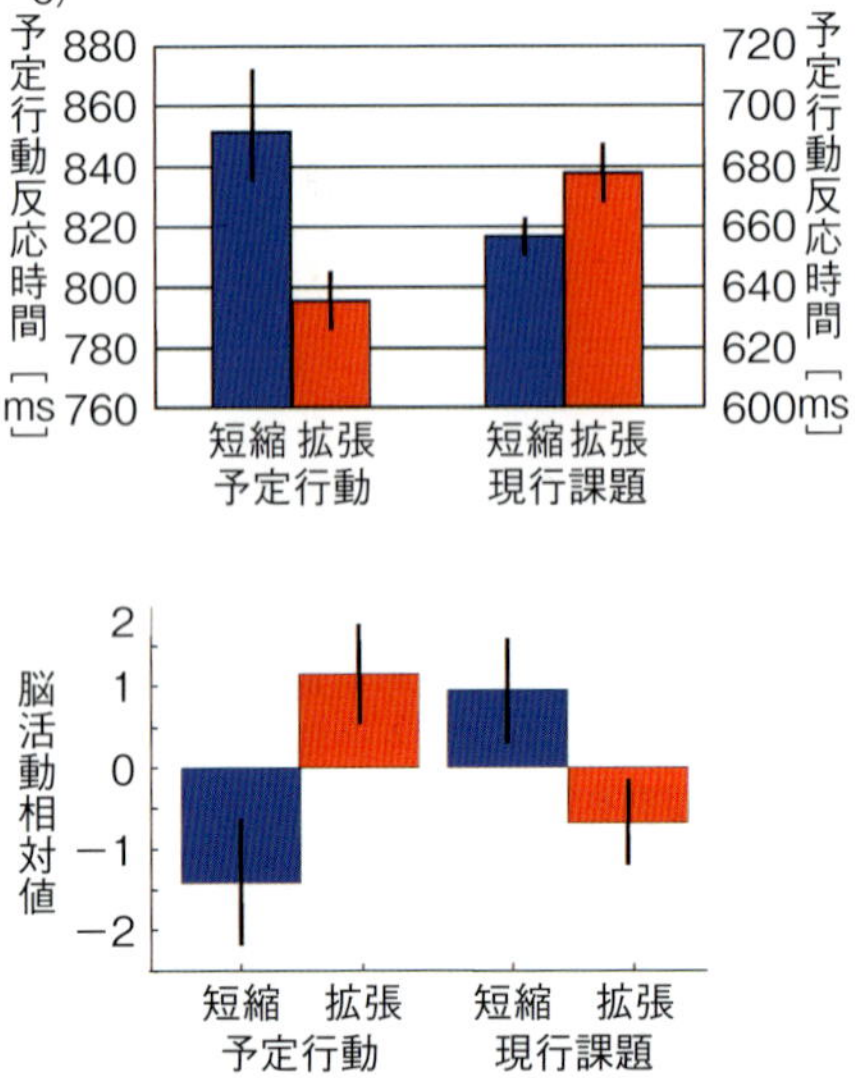

れぞれ重ね合わせて示した。

b）上段：a と同様に試行スケジュールの概念図を示す。青で示した短い線分が短縮フェイズの現行課題試行を、赤で示した短い線分が拡張フェイズの現行課題試行をそれぞれ示す。中段および下段：現行課題時の脳活動が短縮フェイズ（上段の青線の試行）で拡張フェイズ（同じく赤線の試行）よりも有意に高かった内側前頭葉領域を黄色で示す。断面図の見方は a と同じである。a とほぼ重なる内側前頭葉領域の活動が見られることがわかる。

c）上段：予定行動と現行課題の反応時間は、短縮・拡張のフェイズの違いに応じて有意な差を示し、かつその差の方向は逆転していた（予定行動は拡張フェイズでより速く、現行課題は短縮フェイズでより速い）。グラフは、行った２種類の課題（数字課題とドット課題）の平均値を用いて作成した。下段：a, b で示された内側前頭葉領域の MRI 信号値（領域内のボクセル間の平均値）は反応時間と同様のトレードオフパターンを示した（予定行動時の脳活動信号値は拡張フェイズで、現行課題時の信号値は短縮フェイズでそれぞれ高く、反応時間が速い試行で脳活動が高い対応関係となっている）。グラフは、行った２種類の課題（数字課題とドット課題）の平均値を用いて作成した。

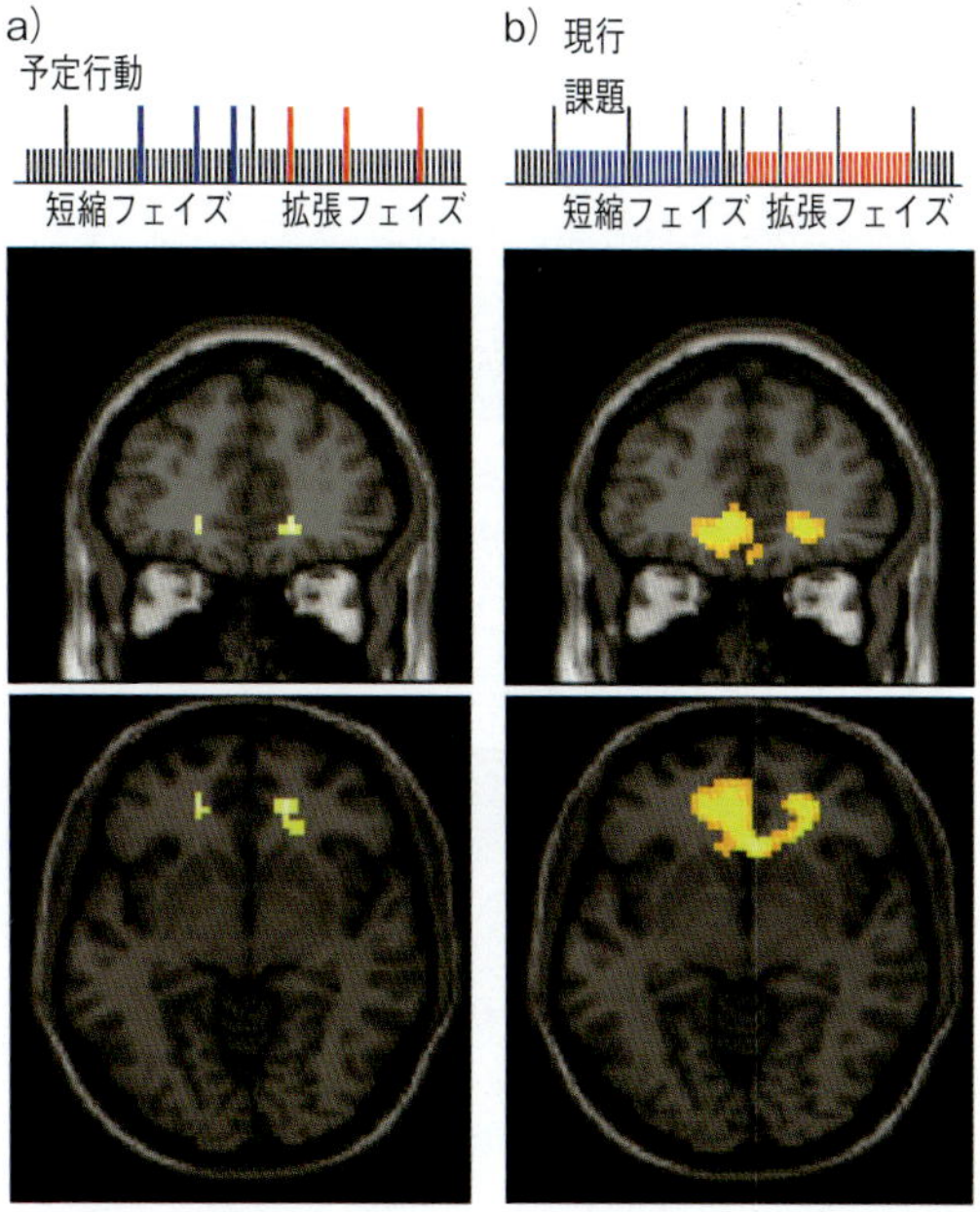

図 1-4　過去の履歴が現在の活動と未来の予定行動との間の注意制御に影響を及ぼすことを調べた fMRI 研究の課題概念図と脳活動および行動結果（Okuda et al. 2011 のデータを用いて作成）（本文 pp.30–31）

a）上段：予定行動を想起すべきキュー刺激が呈示される試行スケジュールを概念的に示した。左から右に向かって試行の時間系列が垂直線分で示されている。短い線分は現行課題の試行を、まばらに挿入されている長い線分が予定行動を想起すべき試行をそれぞれ示す。青で示した長い線分が予定想起の試行間隔が段々短くなってゆく短縮フェイズの予定想起試行を、赤で示した長い線分が予定想起間隔が長くなってゆく拡張フェイズの予定想起試行をそれぞれ示している。中段および下段：予定想起・実行時の脳活動が拡張フェイズ（上段の赤線の試行）で短縮フェイズ（同じく青線の試行）よりも有意に高かった内側前頭葉領域を黄色で示す。中段は標準脳 MRI 構造画像の冠状断面（顔の額と水平な横断面、左側が左脳、上側が脳上方）上に、下段は標準脳 MRI 構造画像の水平断面（左側が左脳、上側が脳前方）上に、そ

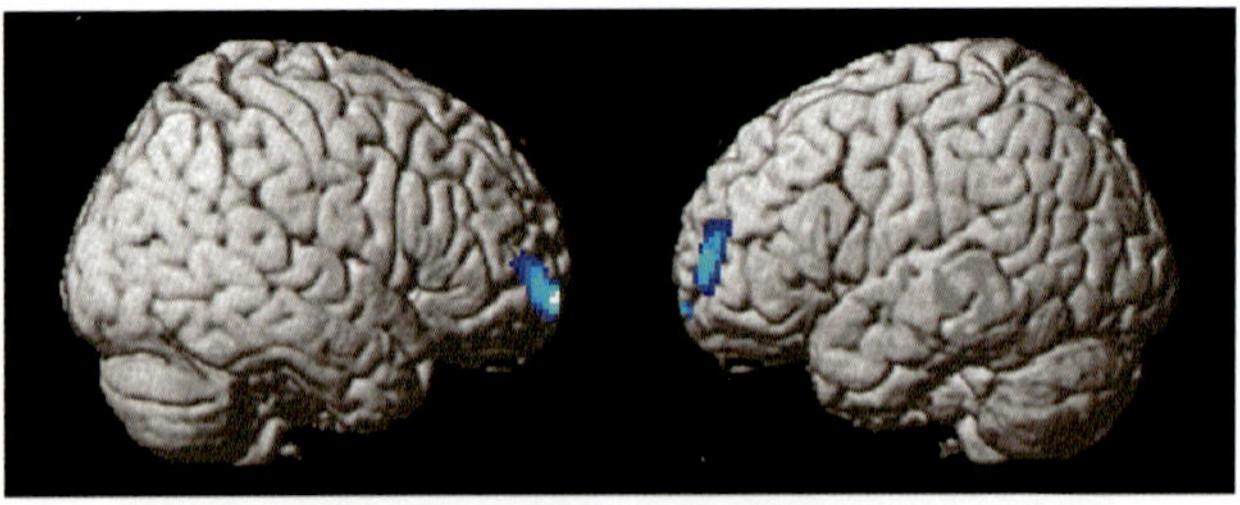

図 2-3　標準的な脳の表面に図示された画像解析の結果（Abe et al. 2009 より改変）（本文 p.49）

パーキンソン病患者群では、嘘をつく課題の成績低下と相関して、両側の前頭前野の糖代謝が低下している。

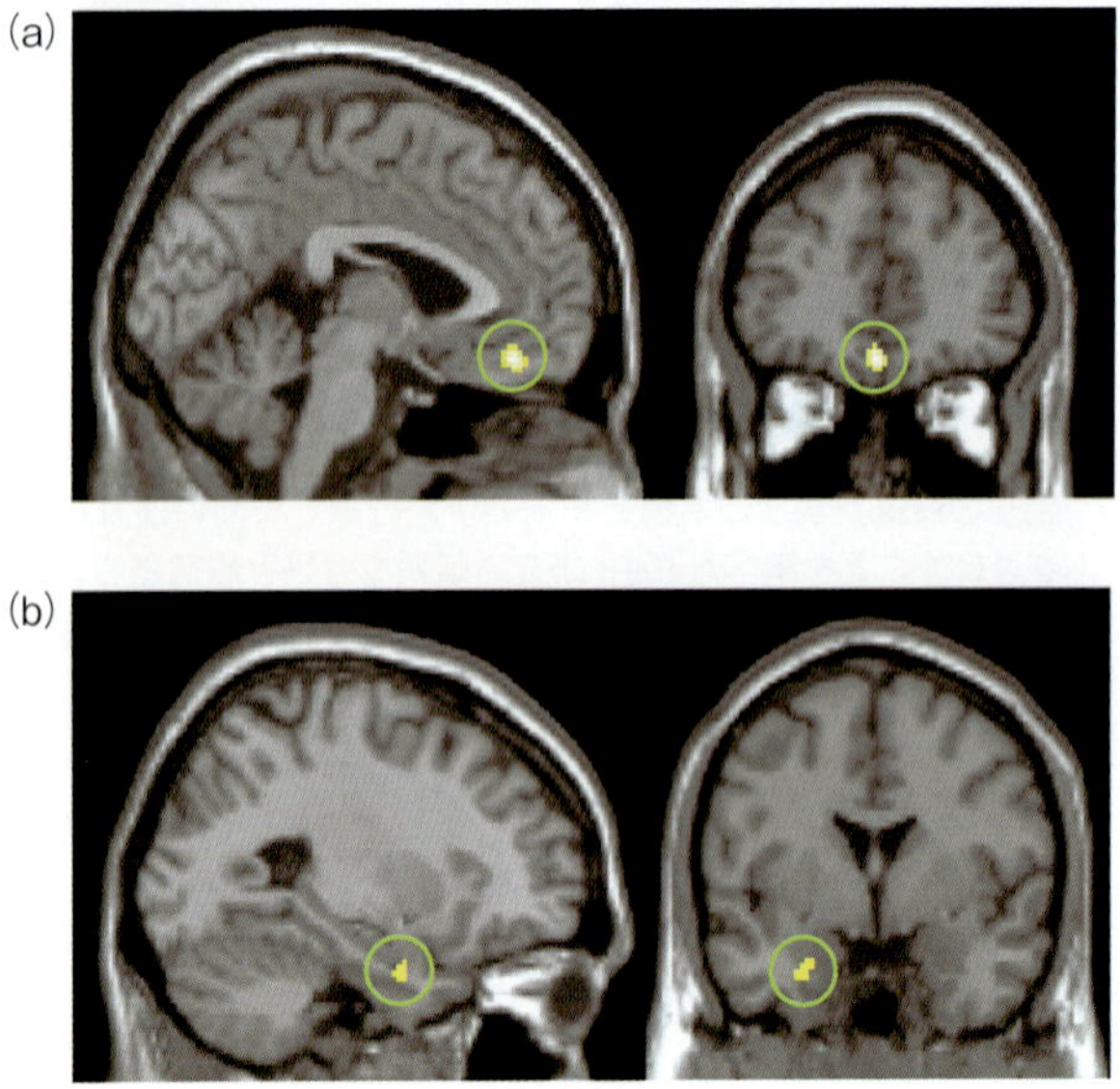

図 2-4　標準的な脳の MRI 断面に図示された画像解析の結果（Abe et al. 2007 より改変）（本文 p.51）

(a) 左腹内側前頭前野と (b) 左扁桃体の賦活は、事実とは異なる回答をするプロセスではなく、相手をだまそうとするプロセスに関与していることが明らかとなった。

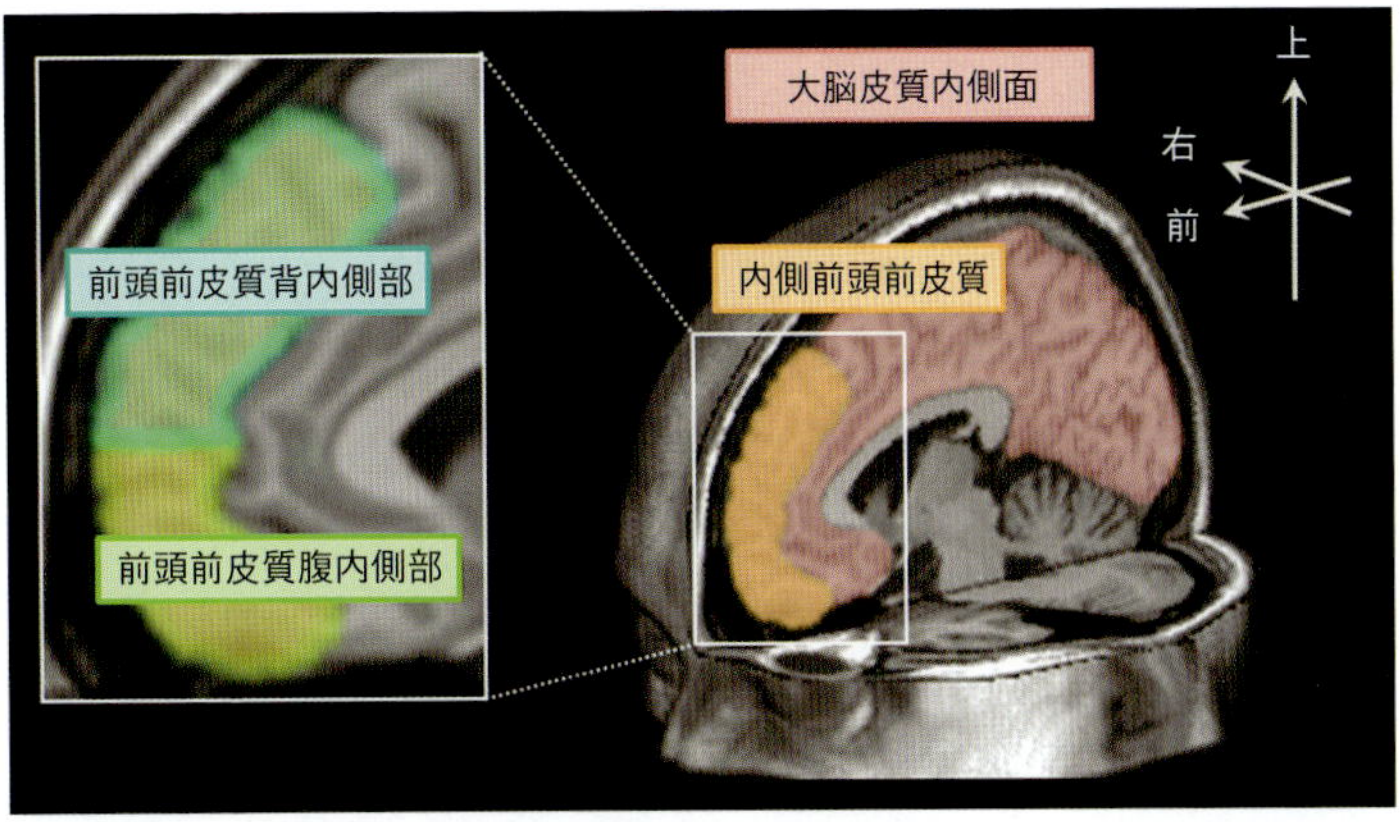

図 4-1　大脳皮質内側面の概観および内側前頭前皮質（本文 p.93）

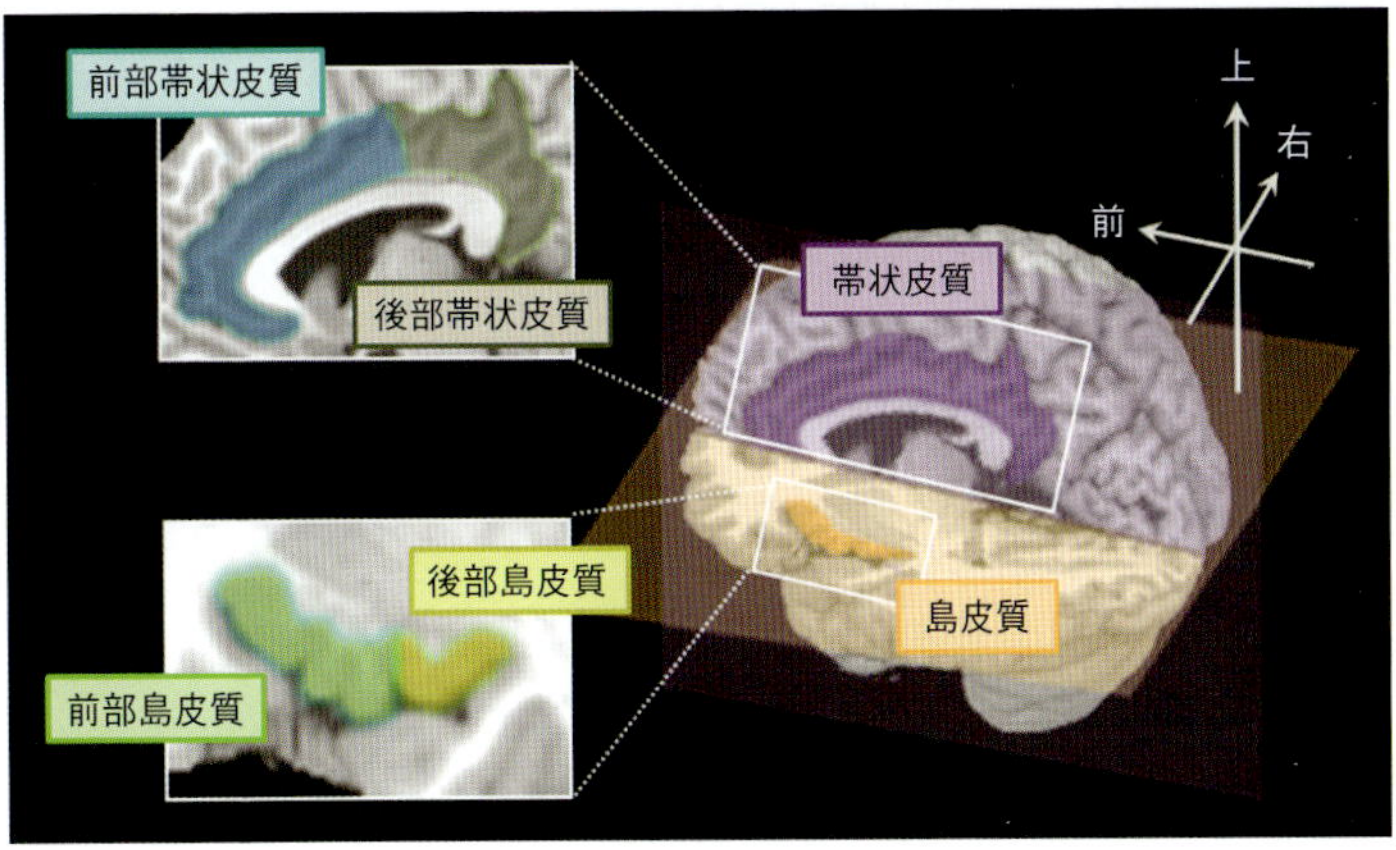

図 4-2　帯状皮質および島皮質の概観（本文 p.103）

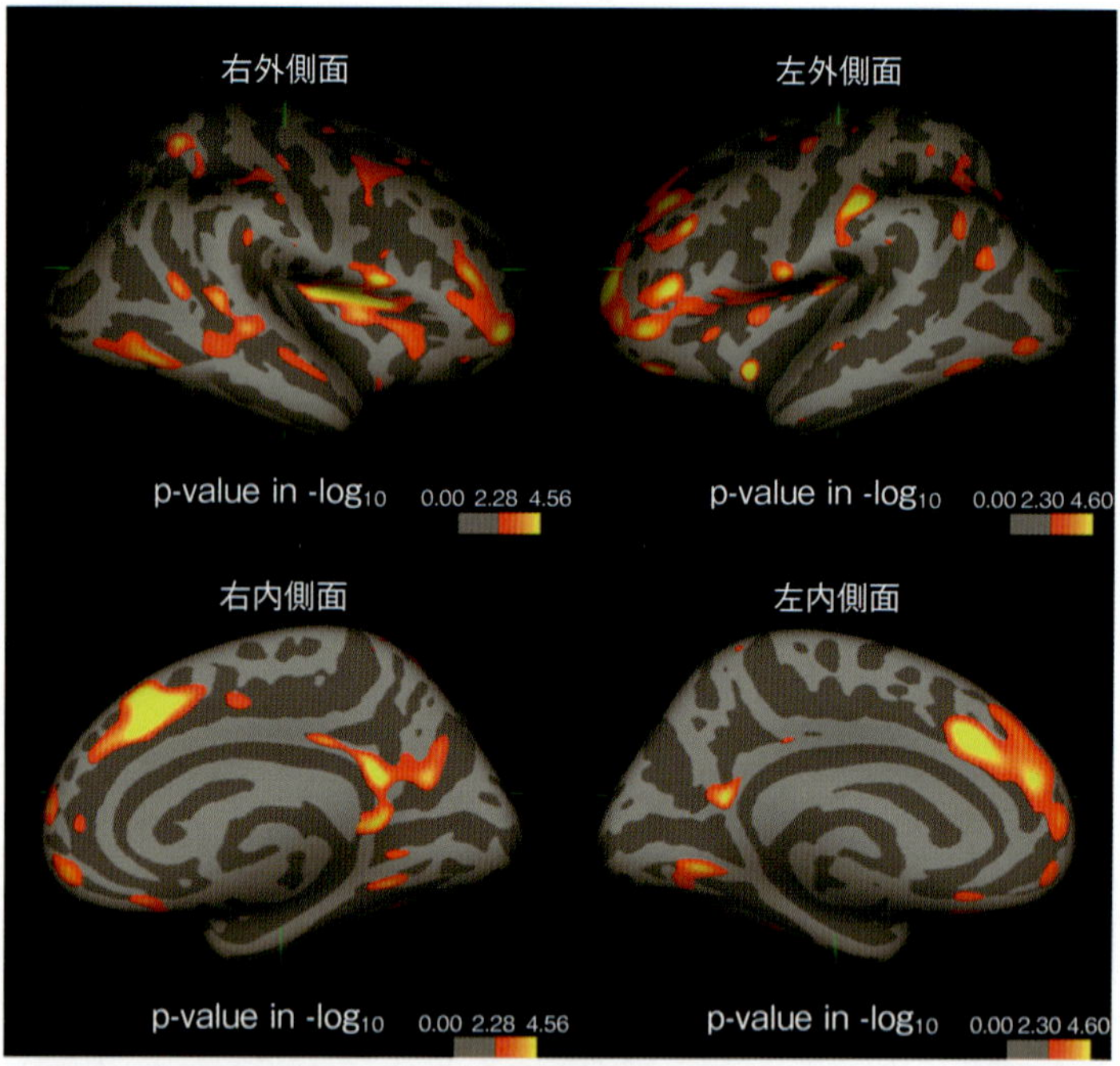

図 5-1　統合失調症における大脳皮質厚減少部位（Kubota et al. 2011）
（本文 p.115）

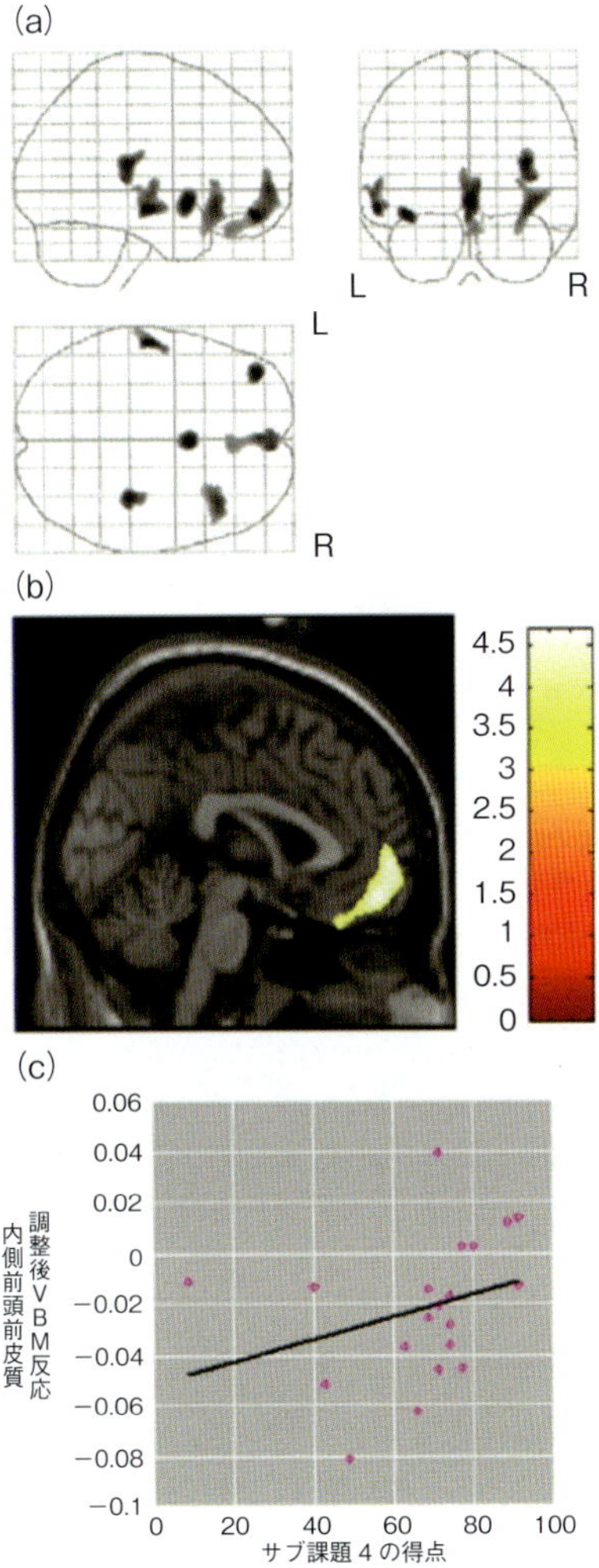

図 5-3　統合失調症における、社会状況と表情のマッチング課題における成績低下と内側前頭前皮質体積減少との相関（Yamada et al. 2007）
（本文 p.123）

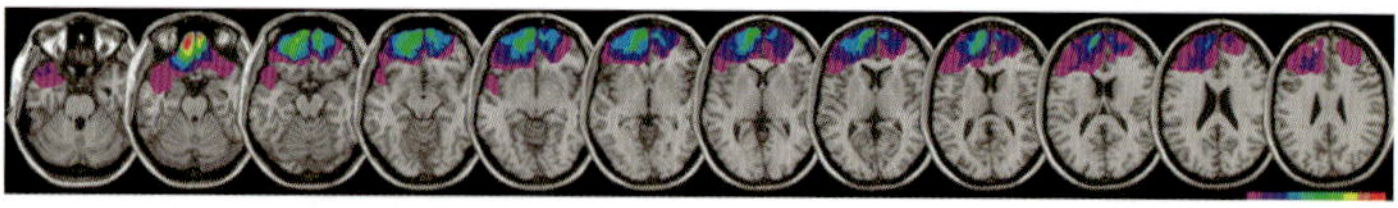

図 5-4　外傷性脳損傷 10 名の脳損傷部位の重ね書き（Yamada et al. 2009）
（本文 p.125）

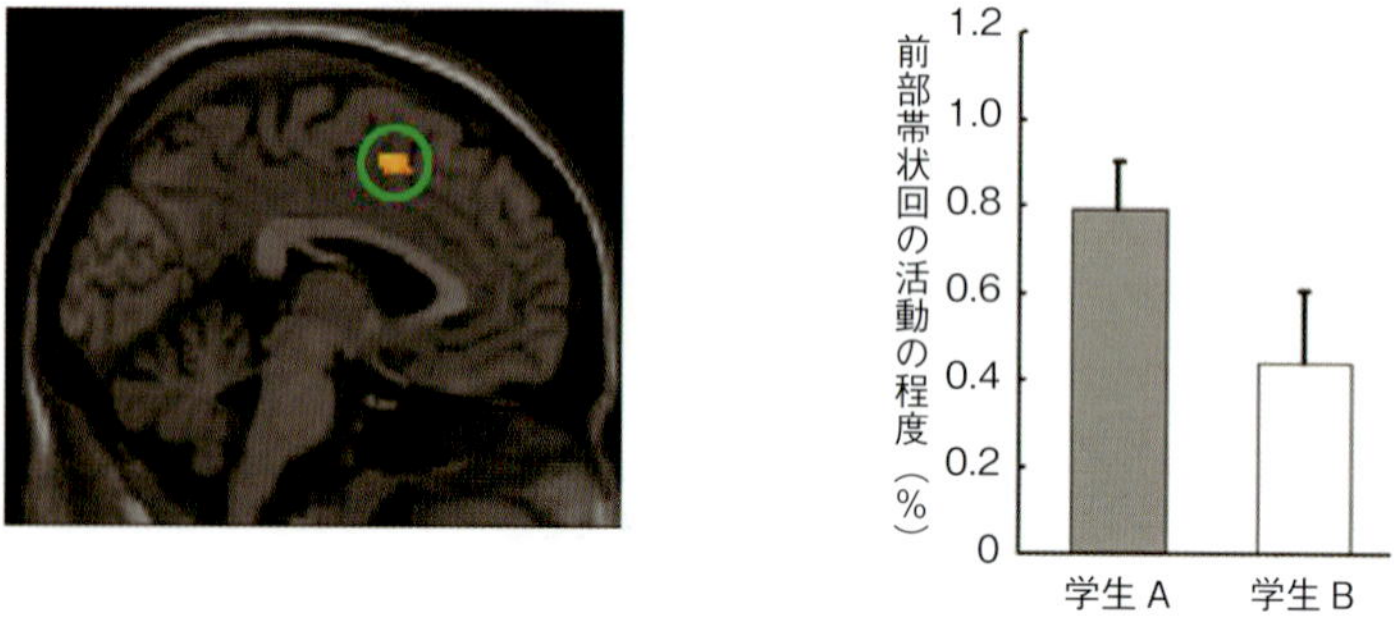

図 6-1　最も妬ましい学生 A に対する妬みに関連した背側前部帯状回の活動（左）（本文 p.136）

最も妬ましい学生 A に対する背側前部帯状回の活動はそれほど妬ましくない学生 B に対する同部位の活動より強い（右）。

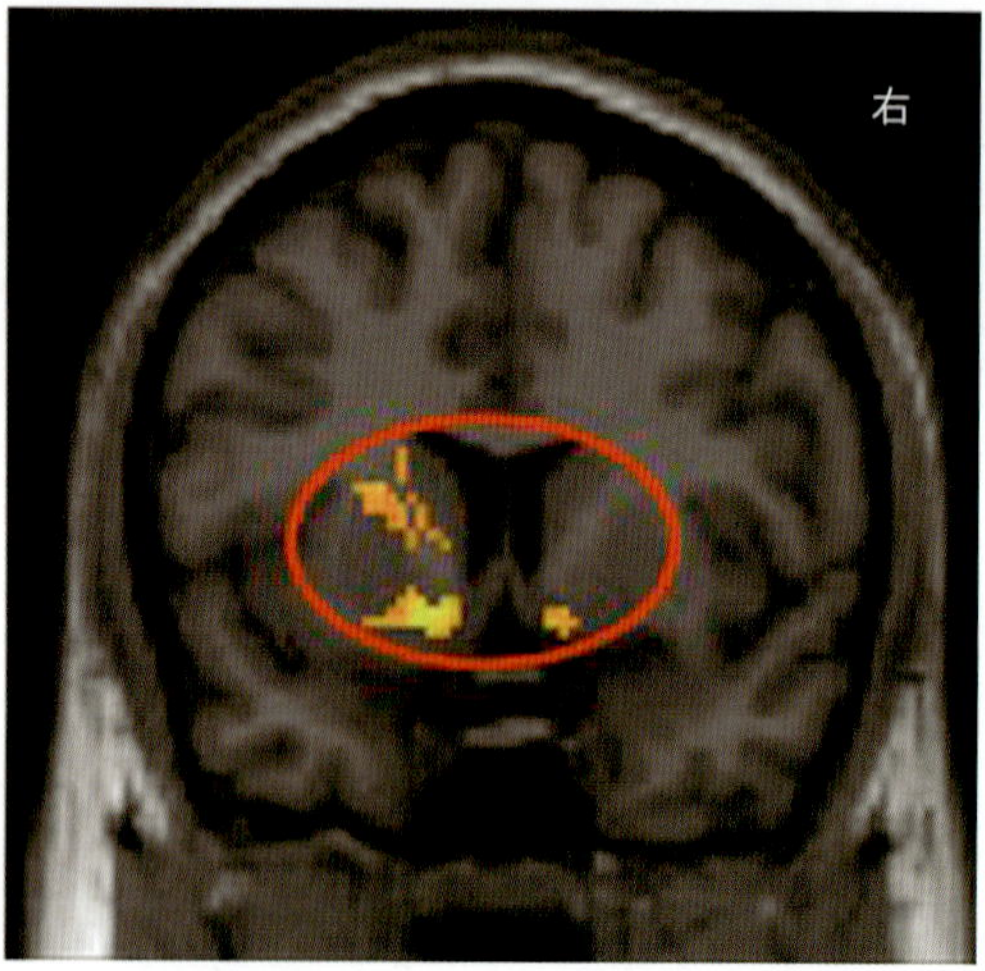

図 6-2　最も妬ましい学生 A に不幸が起きたときに感じる喜びに関連する線条体の脳活動
（本文 p.138）

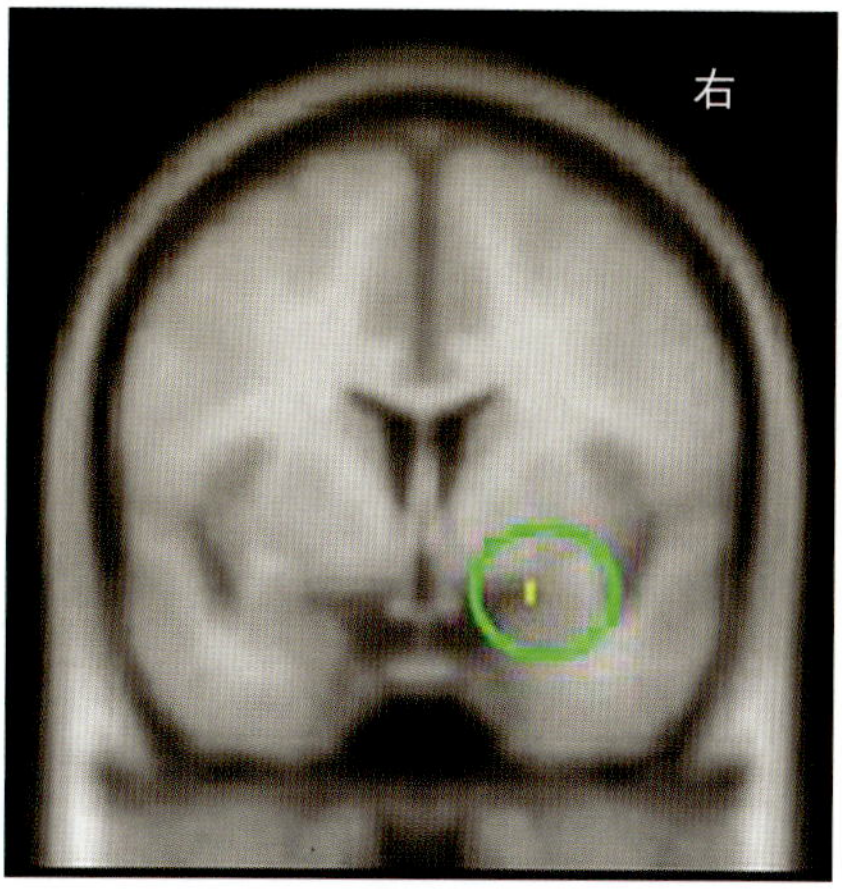

図 6-3　性的不貞に対する扁桃体の反応
（本文 p.142）
女性に比べて、男性で性的不貞に対してより強く扁桃体が反応した。

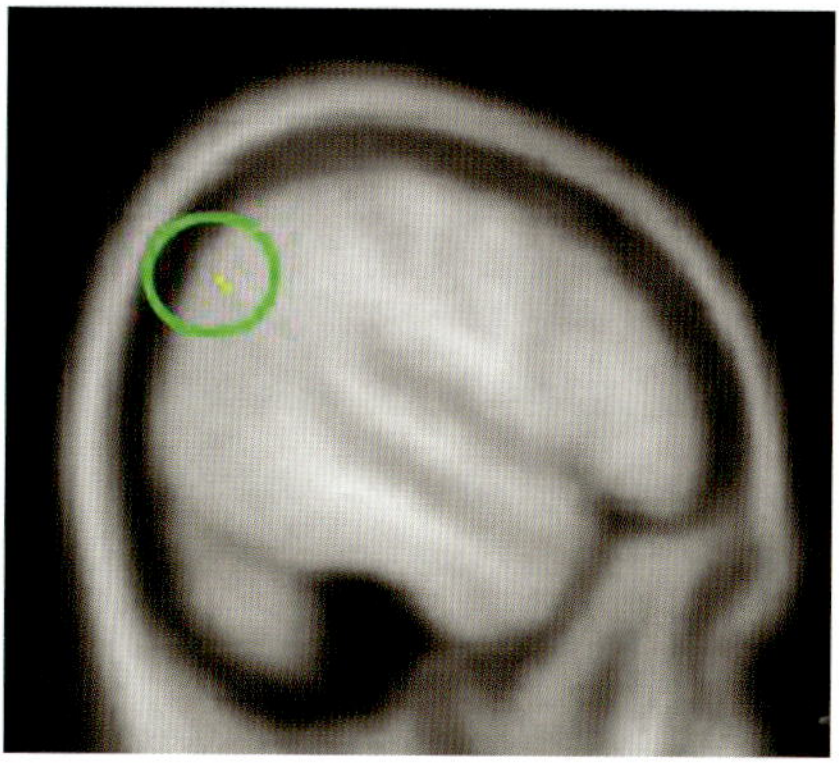

図 6-4　不貞に対する後部上側頭溝の反応
（本文 p.142）
男性に比べて、女性で感情的不貞に対してより強く後部上側頭溝が反応した。

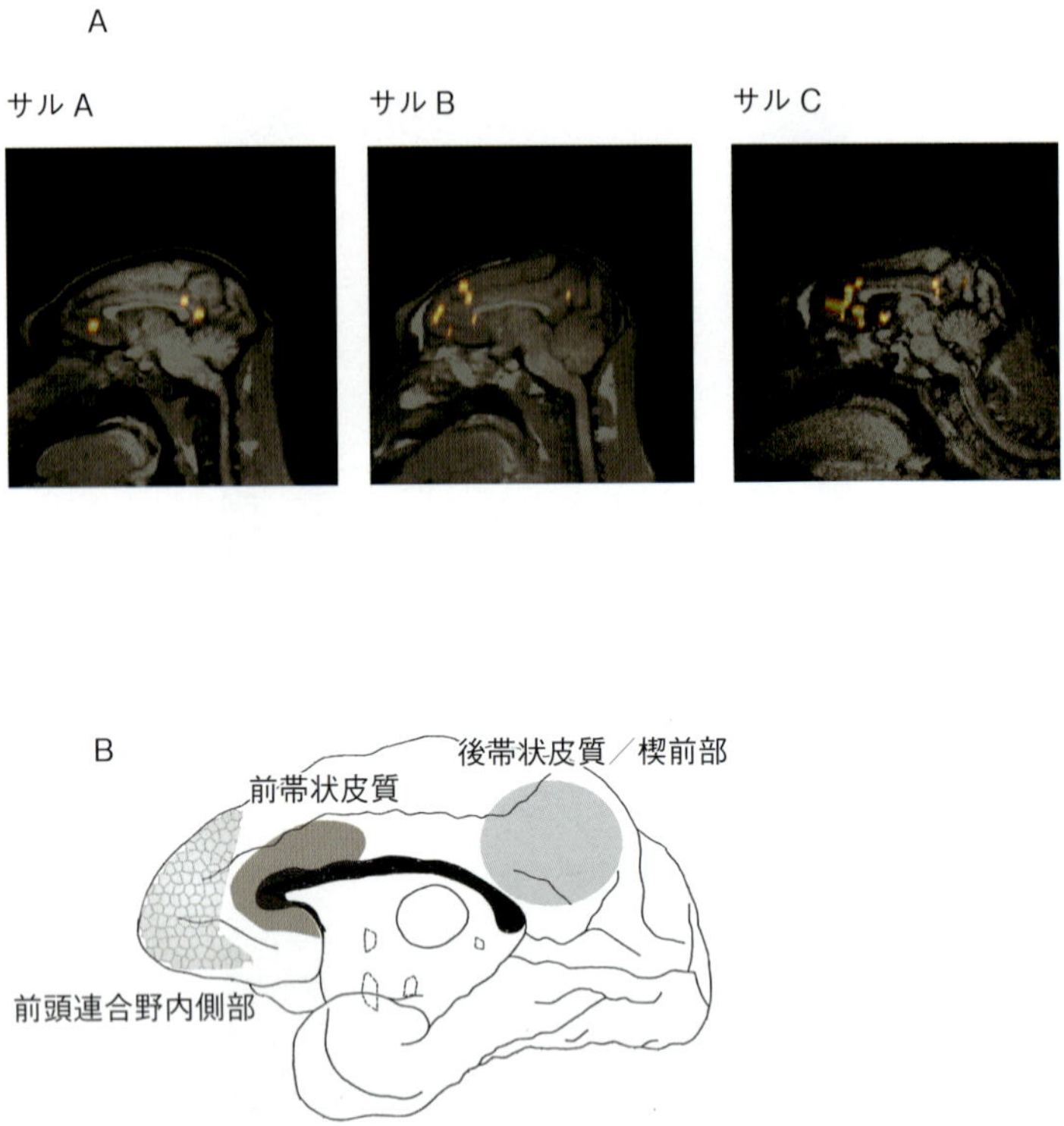

図 7-3　サルにおけるデフォルト脳部位（本文 p.154）
（A）３頭のサル（A、B、C）のそれぞれ内側面を示す。（B）サルのデフォルト脳部位のまとめ。

サル

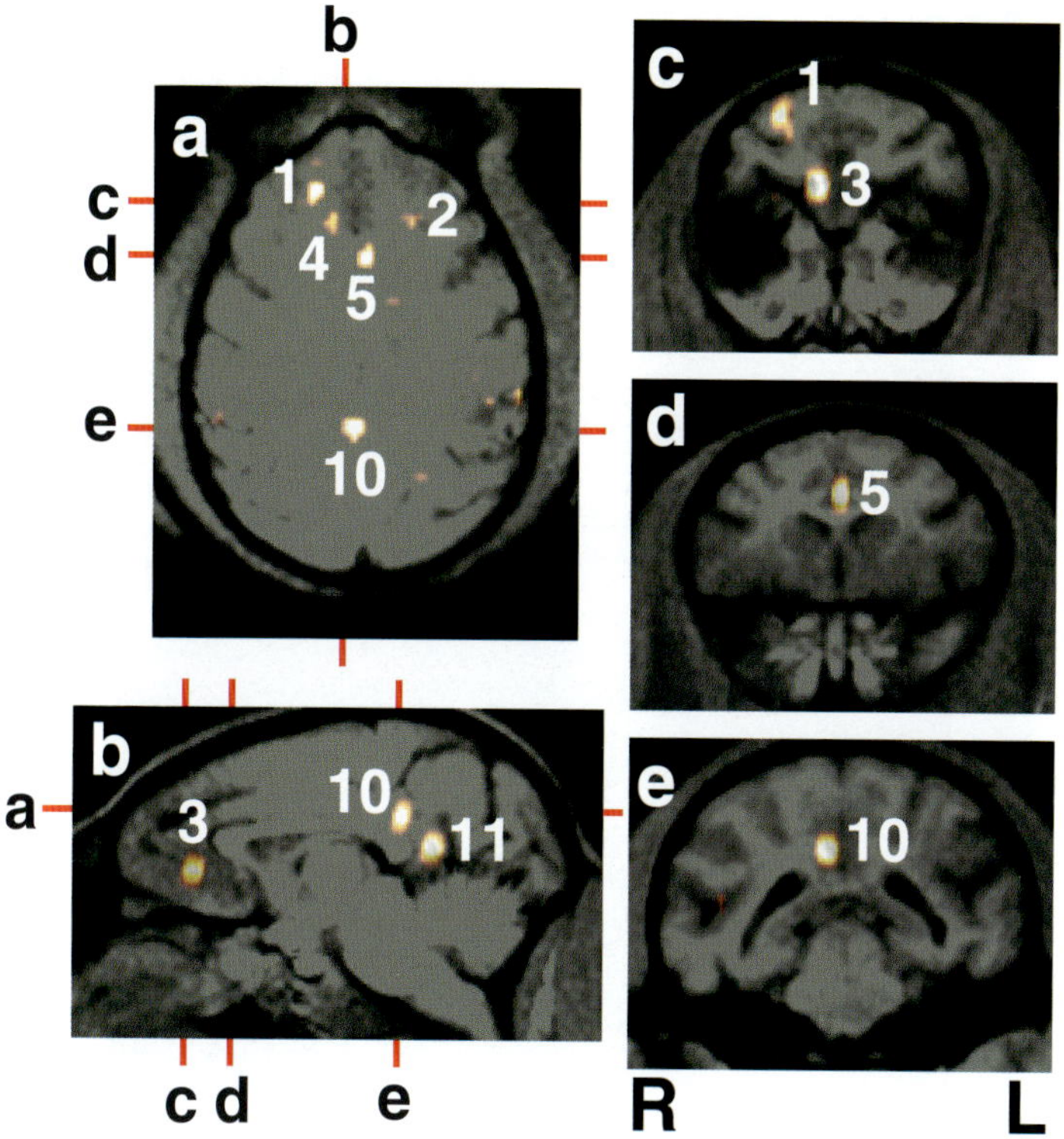

図 7-4　サルにおけるデフォルト脳部位の詳細を 1 頭のサル（A）で示したもの（本文 p.155）

左上（a）：水平断面、左下（b）：矢状断面、右（c、d、e）：前額断面。水平断面の縦の直線 b は左下の矢状切断面を、同じく水平断面の横の赤い線 c、d、e は矢状断面の縦の赤い線 c、d、e に相当するとともに、右の前額切断面の c、d、e 各面に相当する。図の R は右側、L は左側を示す（被験体を真正面から見た図に相当する）。図中の 1、2、3 の番号は同じ位置を別の切断面で示したことを表す。

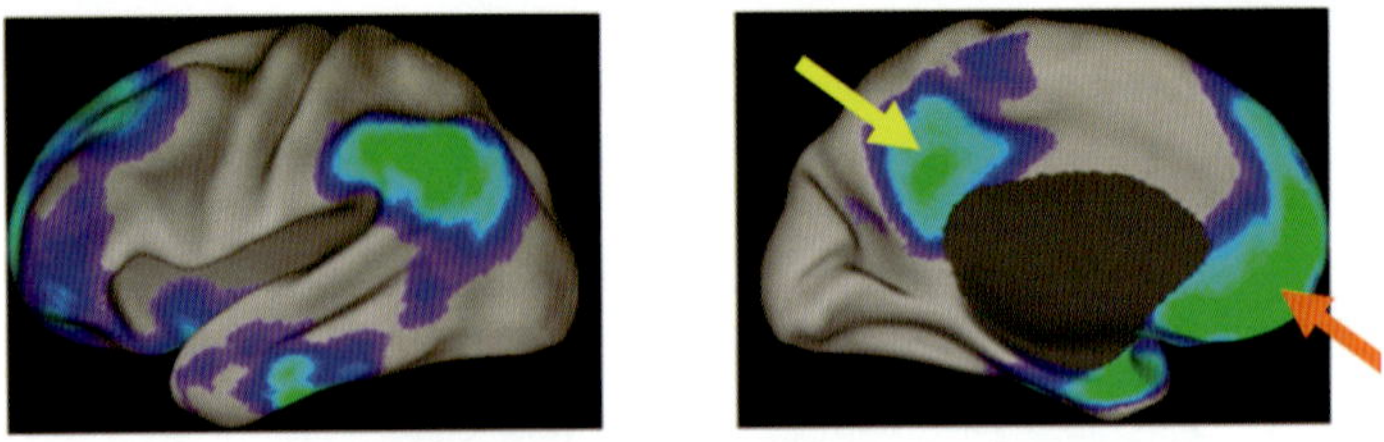

図コラム–1　デフォルト・ネットワークを形成している部位（本文 p.168）

（左）左大脳半球外側面

（右）左大脳半球内側面

白矢印は後部帯状回近傍　赤矢印は前頭葉内側面

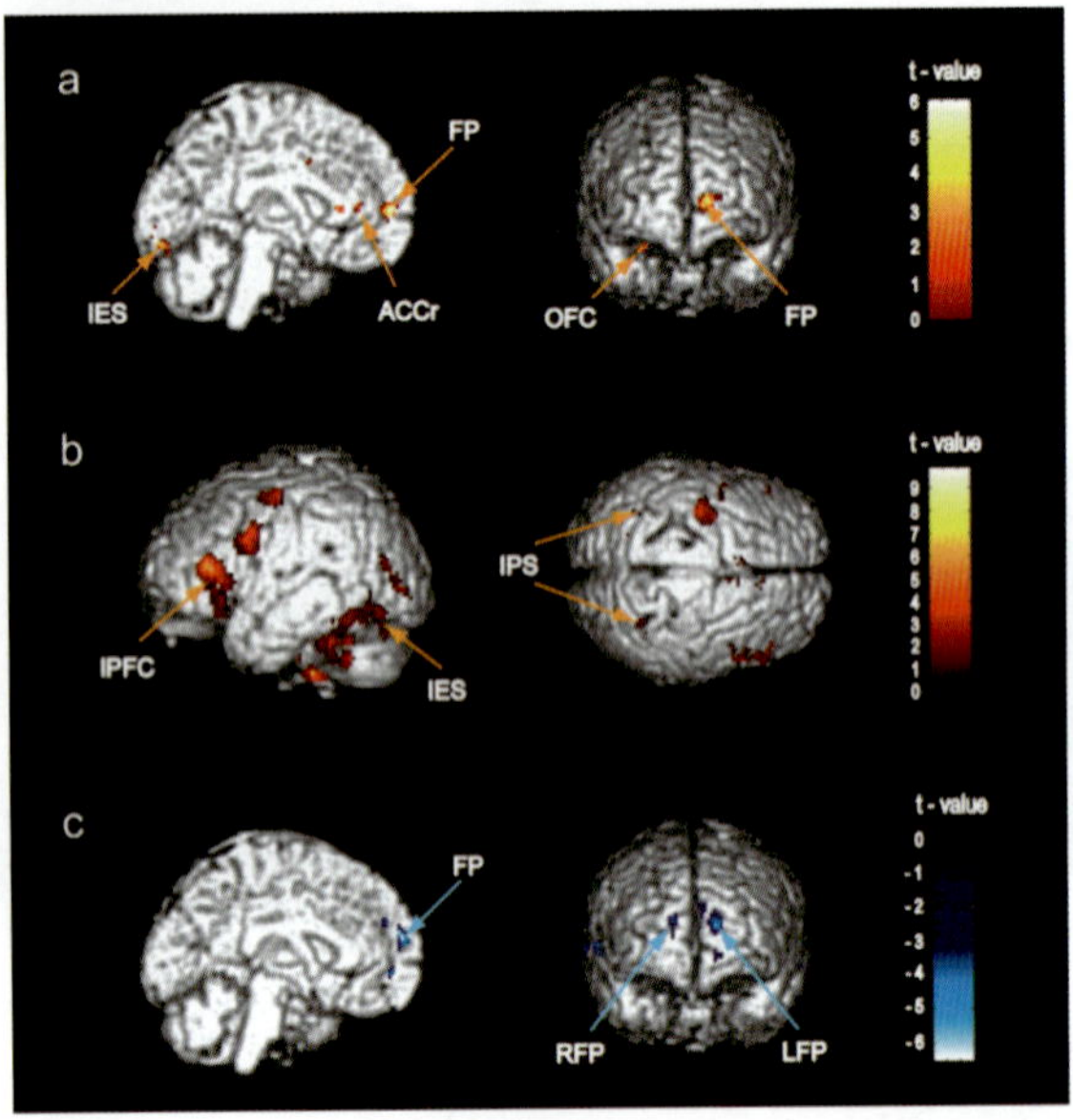

図 8–2　課題準備および実行期間中の脳活動（本文 p.184）

(a) 準備期間中は、左内側前頭前野（FP：前頭極、ACCr：前部帯状回を含む)、右眼窩回、そして左外線状皮質が活動を示した。

(b) 課題遂行中は外側前頭前野、頭頂間溝、および外線状皮質が活動を示した。

(c) 課題遂行中は両側の前頭極が活動の低下を示した。

p=0.001（統計エラーのための修正なし）の閾値を越えるｔ値を示したボクセルは活動していると判断された。この図では 10 ボクセル以上からなるクラスターのみが表示されている。

FP：前頭極、ACCr：前部帯状回、OFC：眼窩回

1　展望する脳

奥田次郎・藤井俊勝

はじめに――脳と「展望」

「明日の天気はどうだろう?」、「これを言うとあの人は怒るだろうか?」、「自分はいったいこれから何をして生きてゆけばよいのだろうか?」……われわれ人間は常に先のことを考えながら日々暮らしている。当たり前すぎて普段は気にも留めないことだが、なぜわれわれはこのように先のことに想いを巡らせるのであろうか。ここには、社会や環境の中で生存する個体としてのわれわれにとって、極めて重要な進化上の理由がある。適切に未来を想像し、行動を計画すること、そして計画した行動を適切な場面で正しく想い起こして実行することが、環境や社会の中でより良く生きてゆくことにつながる。そのことをわれわれは暗黙のうちに知っているし、またほぼ無自覚に実践もする。未だ見ぬ未来の出来事についてあれこれと想いを巡らす能力は、刻々と変化する不確実な環境や社会の中で生き抜いてゆく過程で進化のプロセスがわれわれにもたらしてくれた贈り物であろう。未来を「展望」する能力は、人間のさまざまな社会的活動と密接に関わっているのである。いや、そのような能力は、人間の社会的な活動の根幹を成す、ひとつの基盤的機能であると言ったほうが正確かもしれない。この社会脳シリーズでは、共感、協力、嘘やだまし、駆け引き、経済行動や倫理判断、美、価値観といった、社会と関わる脳の働きを探求する新しい研究の流れについて議論が展開されてゆく。本章では、これらさまざまな過程と密接に関連する、脳の展望的な情報処理について、著者らの研究を始めとした近年の研究の拡がりを紹介したい。未来を展望することが人間の社会的な活動とどのように関連するのか、脳内の情報処理プロセスからの考察を加えたい。

意外にも、未来を展望する心の働きについての脳メカニズムは、伝統的な神経科学の分野では長い間研究の対象として取り上げられてこなかった。プランニング（planning）や意思決定（decision-making）の研究において、関連する過程として副次的に議論に上ることはあっても、未来への展望プロセスそのものに焦点を当てた直接的な実験研究や、理論的な定式化の試みは無かった。このことは、現在環境の知覚・認知や経験の学習・記憶プロセスについて、伝統的な神経科学が多岐にわたる膨大な研究を蓄積してきた事実と対比すると、実に驚くべきことである。

しかしながら、ここ数年の間に、状況は一変した。未来に向かった展望的な脳の機能に対する注目が多方面の研究者から急激に集まり、多数の実験データの報告とこれに基づく積極的な議論が今まさに爆発的に拡がっている。これらは、動物の行動および進化心理学的研究、実験動物の脳の神経生理学的研究、ヒト乳幼児の発達研究、脳機能画像実験を主とした成人の認知神経科学・社会神経科学的研究、脳損傷患者を対象とした臨床神経心理学的研究など、幅広い領域を巻き込んでいる。これら広範な領域からの検討を統合して、人間や動物の未来志向的な情報処理能力に対する脳認知メカニズムを包括的に理解するための理論的枠組みの構築の試みが始められている（Suddendorf & Corballis 2007; Schacter et al. 2008; 奥田 2008）。このような近年の目覚しい研究の興隆は、筆者らが行った、未来の出来事の想像に関わる脳活動の計測（Okuda et al. 2003）がひとつの契機となっている。「われわれが未来の出来事を心に想いうかべるとき、脳はどのように働くのか？」本章では、展望的な脳の働きに関する一番目のトピックとして、このような素朴な疑問から始まった筆者らの研究について、研究の背景、得られた結果とその意味するところ、本研究を契機としたその後の関連研究の展開を含めて紹介する。

一方で、脳が行う「展望」の過程は、「未来の出来事を心の中に想像する」ことだけに留まらない。自己を取り巻く社会や環境に将来起こりうる出来事の可能性を想像することは、社会や環境と共存するための将来の行動計画を策定する上で重要であるには違いないが、より重要なことは、そのような行動計画を忘れずに頭に留め（必要に応じてときには修正し）、予定していた場面で適切に想い起こして実行することであろう。このような、将来の行動計画の記憶と実行とに眼を向けた過程は、先に述べた「未来の出来事の想像」過程が注目されるようになる前から、独立に研究がなされてきた経緯がある。本章では、脳の展望的な情報処理に関するもう一つのトピックとして、このような将来の行動計画の記憶・実行過程についても、筆者らが行ってきた研究を中心に解説を加える。

　これら2つのトピックスについての研究を具体的に紹介する前に、用いられる用語について以下に少し整理しておく。特に、前者のトピックは研究が盛んに発表されるようになってまだ間もなく、いくつかの用語が並列して使われているのが現状である。また、2つのトピックスの間での用語の違いについても、混乱を避けるために、明らかにしておく必要があるだろう。

　まず、一つ目のトピックである、「未来の出来事の想像」過程であるが、英語では「prospection（プロスペクション）」（Buckner & Carroll 2007）、あるいはより具体的に「episodic future thinking」（Atance & O'Neill 2001）という言葉で表現されている。将来起こりうるシナリオを頭の中で具体的にシミュレートするという側面を強調して、「episodic simulation of future events」（Schacter et al. 2008）というフレーズも用いられる。ここで、「プロスペクション」という言葉は、未来志向的な脳の情報処理過程全般を含む幅広い概念であるのに対し、他の2つの用語は主に、特定の未来の出来事を具体的に心にイメージする過程（episodic という言葉にその意味が込められている）に意味を狭めて用いられることが一般的である。本章では、幅広い概念としての「プロスペクション」の日本語訳として「展望」という言葉を捉えたい。

2つ目のトピックである、未来の行動計画の記憶・実行過程は、人間の日常生活上で観察される記憶活動のひとつとして、「プロスペクティブ・メモリ」という名前で研究が進められてきた（Brandimonte et al. 1996; Kliegel et al. 2007）。日本語では、「展望的記憶」という訳語が使われることが多いが、将来行うべき行動予定についての記憶過程であることを明示する意味で、「予定記憶」という言葉も提唱されている（山鳥 2002）。

このプロスペクティブ・メモリと先述したプロスペクションとは、用語が似ており、概念的な連続性もあることから、ともすると混同して議論されがちである。しかし、両者の研究が進められてきた背景や文脈、および両過程の具体的内容が厳密には異なっていることから、現状では区別して議論を進めることが妥当であろう。ごく簡単にまとめると、プロスペクションは未来についての何らかのアイデアや行動を想定あるいは決定する過程、プロスペクティブ・メモリは自己の将来の行動予定を具体的に計画し、一定期間の間これを記憶し、適切なタイミングで想い起こして実行する過程、と言える。すなわち、「自己の特定の行動予定」を研究対象とし、これを「後に想い起こして実行する」過程まで含んでいるところがプロスペクティブ・メモリに特異的である。しかしながら、プロスペクティブ・メモリを、行動予定の計画・記銘段階、記憶保持段階、想起・実行段階に分けたとき、1番目の計画段階は明らかにプロスペクションの過程を必要としている。プロスペクションによって創出された将来へのアイデアがどのようにプロスペクティブ・メモリの計画・記銘につながるのか、両者の関係性はこれからの重要な研究対象であろう

（奥田 2005; Burgess et al. 2011）。

いささか前置きが長くなってしまった。脳の展望的な情報処理過程に関する研究の詳細について、まずは、「未来を想いうかべる脳の働き」から見てゆこう。プロスペクションとプロスペクティブ・メモリに関する一連の脳過程を知ることが、その「社会脳」との関連をあぶり出してくれることを期待する。

未来を想いうかべる脳

皆さんは何かこれから先のことを考えようとする際に、まず初めにどのようなことを頭に思い浮かべるだろうか。次の休みにどこへ出かけるか、今行っている仕事を今後どのように進めてゆくか、はたまた今日の夕食は肉にしようか魚にしようか……問題の内容に応じてさまざまな考えが頭にうかぶであろうが、多くの場合、おそらく、その問題に関連して過去に経験した出来事や、現在までに得ている知識がまず想い起こされるであろう。「この間の休みには街へ出かけたけれど、人が一杯で大変だった……」「今日会う仕事相手とは前回釣りの話で盛り上がったな……」「ここのところずっと肉ばかり食べていて、体重も増えてしまっているようだ……」。このようなさまざまな過去の経験や現在の状況についての知識を想い起こしているうちに、これから先のことについてのアイデアが心に浮かび上がってくることがある。「そうだ、今度の休みには久しぶりに海へ釣りに行って、釣った魚を食べるのはどうだろう！」

このように、われわれが何か未来についてのアイデアを想い描く際には、過去の記憶を呼び起こすことが大きな手がかり（材料）となっているのではないだろうか。過去に経験した出来事の断片が次々と引き出され、組み合わされることで、未来に起こりそうな新たな出来事の仮想的なシナリオのイメージが形成される。そのような多数のシナリオの中からいくつかの少数の候補が選び出され、自身の未来の行動計画の策定のために用いられるのではないだろうか。このような考え方は、これまでに経験したことがないような状況や題材に対して、われわれが未来のアイデアを思いつくことに困難を見出すという経験的事実からも支持される。地図も無く初めて訪れた場所で、これまで手がけたことがない初めての仕事を任されたとき、あるいは見たこともないような物体を手にしてその使い道を考えるとき、われわれはしばしば「頭の中が真っ白」になり、具体的なアイデアがうかばないことがある。その場所や仕事、物体についての過去の記憶が存在せず、考えるための材料を引き出せないため、可能なシナリオのイメージを創り上げることができないのであろう。このように、われわれの日常的な心的プロセスを経験的に考察してみると、「未来に対するアイデアの創出には過去の記憶の想起が伴う（あるいは必要である）」、という仮説が浮かび上がる。

このような未来のアイデアの創出メカニズムは、どのようにすれば検証できるであろうか？

筆者らは、健常な成人被験者が未来についてのアイデアや過去の出来事を口頭表出している際の脳活動を、非侵襲脳機能イメージング手法のひとつであるポジトロン断層撮像法（ＰＥＴ）によって計測、比較した（Okuda et al. 2003）。過去の出来事の記憶を想い出しているときの脳活動と、未来の出来事を想い描いているときの脳活動とを比較し、両者がどの程度同じ脳の神経活動に依存しているかを確かめることにより、神経科学的な証拠から上記の仮説を検証しようとしたのである。

ＰＥＴでは、体内に投与した微量の放射性薬剤の脳内での分布を、頭部周囲にリング状に配置したガンマ線検出器を用いて計測することにより、人間の脳内の血流量の分布（局所脳血流量）を３次元断層画像として描出することが可能である（柴崎・米倉 1994）。脳内で神経細胞間の情報伝達活動（シナプス活動）が生じると、その際に消費されたエネルギーを補充するために、その神経細胞付近の毛細血管の血流量が一過性に上昇するという生理作用から、局所脳血流量が変化した部位で神経活動が生じていたとみなして解析する。ＰＥＴでは放射性薬剤（今回の研究では^{15}Oという酸素の放射性同位体から合成された生理食塩水）が脳内の血管に留まってガンマ線を放出する時間特性から、数十秒から１分程度の間の積算的な局所脳血流量の画像が算出される。本研究では、被験者にＰＥＴ装置のベッドに横たわってもらい、眼前のモニタに呈示される課題キューに応じて、過去や未来の出来事について１分間の間アイデアを口頭表出する際の脳血流量画像を計測して比較した。

ここで、本研究に関連する先行研究の知見についてまず紹介し、本研究で新たに行った実験の狙いを明らかにしておきたい。過去の記憶の想起に関する神経メカニズムの研究は、難治性てんかんの治療のために両側大脳半球の側頭葉内側部の構造（具体的には海馬とその周辺皮質領野）を切除された有名な症例ＨＭ（Scoville & Milner 1957）に端を発している。この症例は、両側の内側側頭葉切除後に、感覚・運動機能や言語などの知的機能は正常のままであったにもかかわらず、自身が経験した過去数年間の出来事を想い出したり、手術以降の経験を新しく憶えたりすることに選択的な障害を示すようになった。このことから、海馬を中心とした内側側頭葉が、出来事の記憶に不可欠の働きをすることが示唆され、このような記憶障害の特徴の分析からは特に、患者が発症から時間的に近い時点の出来事の想起に重篤な障害を示し、子供の頃の想い出など時間的に遠い記憶は比較的想い出せることが多いという傾向が見出されていた（Fujii et al. 2000）。すなわち、過去の出来事を想起する際の内側側頭葉の働きは、想い出す出来事の現在からの時間的距離に応じて異なっている可能性がある。

　これら症例からの知見に加え、脳機能イメージング技術の発展に伴い、前述したＰＥＴや機能的磁気共鳴画像法（ｆＭＲＩ）などの手法を用いて、健常な一般被験者が過去に経験した出来事を想起している際の脳活動が直接計測されるようになった。このような研究では、被験者に「花」などの簡単なキーワードを与え、それにまつわる過去の経験を言葉に出して口述（あるいは頭の中で想像）してもらうという方法がとられている。これらの課題を行っている間の被験者の脳画像を、記憶の想起を必要としないベースライン課題と比較すると、内側側頭葉領域の反応上昇が認められる。このように、記憶障害症例ならびに健常者脳機能イメージング研究から、過去の出来事を想い出す際に海馬を中心とした内側側頭葉領域が働くこと、そしてその働きは想い出す出来事の現在からの時間的距離に応じて変わる可能性があることが示唆される。

一方、初めに述べたように、未来の出来事を想いうかべることに関する神経機構を直接調べた研究は、それまでほとんどなかった。しかしながらここでは、アメリカ大陸開拓時代に鉄道工事中の不幸な爆発事故によって脳の前方先端部の内側（ちょうど眼の真上あたり）に位置する内側前頭前野領域に限局的な脳損傷を負った有名な症例フィニアス・ゲイジ（Phineas Gage）からの知見が参考にできる。この症例は、内側前頭前野の損傷によって感覚、運動、知能や言語などには全く異常をきたさなかったのに対し、劇的な性格変化・行動異常を示した。事故前は温厚で周囲からの信頼も厚かった彼は、事故後には極めて直情的となり、その場の欲求のみに従って盗みを働き、それによって生じるであろうさまざまなトラブルを予想して行動することができなくなってしまった。これらのことから、ゲイジが損傷を受けた内側前頭前野領域は、人間の「人格」や「社会性」を司る中枢であるといった考えや、より具体的に、自己の行動がもたらすであろう身体・情動的な将来状態を予測し、これを意思決定に反映させるシステムとして働く、といった説明が提案された（Damasio 1994）。このような考えは、われわれが社会や環境に親和的な自己の将来の行動を決定する過程で、内側前頭前野が何かしら重要な役割を担っている、という仮説を示唆する。しかしながら、このような症例からの知見のみでは、内側前頭前野が未来についてのアイデアを創出する過程でどのように働くかは不明である。また、過去の出来事の想起過程との関係性や、現在からの時間的距離による働きの違いについても実験的に調べてみる必要がある。

以上を踏まえ、筆者らの研究では、未来と過去を想いうかべる際の脳の働きと、その時間的遠近との関係性を調べるため、想いうかべる時間の方向（未来と過去）とその時間的遠近（数年と数日）という2つの要因を掛け合わせた4条件の課題を設定した。前述の先行知見から、未来を想いうかべる課題では内側前頭前野領域の血流が上昇し、過去を想いうかべる課題では内側側頭葉の血流が上昇することが予想される。さらに、未来を想いうかべることが過去の出来事の想起に基づいているという仮説が正しければ、未来の課題でも内側側頭葉の血流が上昇するであろう。また、両時間方向での脳活動部位がどの程度一致するか、想いうかべる時間の遠近によって未来と過去とに対する脳活動がどのように変化するかなども、本実験のデザインから検討可能となる。

被験者には、眼前のモニタ画面上に課題に応じたキーワードを1分間呈示し、これに関するアイデアをキーワード呈示中に自由に口述してもらった。上記の4条件に対応して、キーワードはそれぞれ「今後数年間」「今後数日間」「過去数日間」、および「過去数年間」（それぞれ遠い未来、近い未来、近い過去、遠い過去課題）とした。さらにこれら実験課題に対する共通のベースライン課題として、意味説明課題（「車」「驚き」「お金」というキーワードに対しその意味を口頭説明する）を別途行った。この課題は、視覚呈示されたキーワードに対して関連するアイデアを口述するという点は実験課題と共通であるが、特別な時間についての記憶や展望を必要としないという点で実験課題と異なる。

実験には12名の右利き健常男子大学生が参加し、すべての被験者が、実験課題・ベースライン課題ともに1分間の間止まることなくさまざまなアイデアを口述した。多くの被験者に共通した口述として、遠い未来課題ではこれから自分が達成したい目標、自己や世の中の将来像の推測について、近い未来課題ではこれらに加え近日中に予定されている公的・私的行事などについての表出が見られた。また、過去課題においては、学校や家庭での最近の出来事、大学受験や高校時代の想い出などが語られた。

ＰＥＴ画像解析の結果として、遠い未来および近い未来の未来2課題を合わせた脳血流量画像をベースライン課題と比較したところ、内側前頭前野、内側側頭葉（海馬およびその周辺構造）、内側頭頂葉（解剖学的に楔前部と呼ばれる領域）に強い血流上昇が見られた（図1-1）。一方で、これら内側領域の血流上昇は過去2課題を合わせた脳画像をベースライン課題と比較した結果においても同様に見られ、未来と過去の両課題における血流上昇部位の分布パターンは驚くほど一致していることがわかった。すなわち、未来の出来事を想いうかべる際には過去の出来事の想起と共通の内側前頭葉‐側頭葉‐頭頂葉ネットワーク（以降内側ネットワークと呼ぶ）が働き、両過程は脳内では共通の神経基盤の上に成り立っているということが明らかとなった。

さらに、これら領域の血流上昇を条件ごとに詳細に調べてみると、各領域の活動は時間的方向と距離に応じてそれぞれ特徴的な差を示していた。すなわち、内側前頭前野の先端部と内側側頭葉の血流上昇領域のいくつかは、未来課題で過去課題よりも、また遠い課題で近い課題よりも有意な血流上昇の効果を示した（つまり、「遠い未来」を想いうかべる際に最も強く活動）。一方で、過去課題で未来課題よりも、さらに近い課題で遠い課題よりも有意な血流上昇が見られた部位（「近い過去」を想起する際に最も強く活動）が、やや後方の内側前頭前野と左海馬領域に存在した。未来課題に比べ過去課題に有意な血流上昇の効果を示した内側側頭葉領域はこの左海馬のみであり、それ以外の内側側頭葉領域は未来課題と同程度か、あるいは未来課題のほうにより強い血流上昇を示した。従来記憶の想起と関わると考えられてきた内側側頭葉領域は、より積極的に未来の出来事の想像に関わることが示されたのである。さらに興味深いことに、内側ネットワークで同定されたすべての部位において、時間的遠近の有意な効果が認められた。われわれの脳は、未来か過去かにかかわらず、想いうかべる出来事の時間的遠近を部位ごとにはっきり区別しているようである。

　これらの結果が示していることは、未来の出来事と過去の出来事を想いうかべることは基本的に共通の脳の内側ネットワークの働きに依存しているが、これらは正確には部位によって少しずつ異なった役割を有しているという事実である。特に、内側前頭葉皮質のうちより先端に位置する部位が時間的スパンの長い未来に目を向けることに強く関わり、この領域が内側側頭葉領域と共に活動することにより、過去の経験を有機的に再構成して遠い未来に向かった意味のあるアイ

a) b)

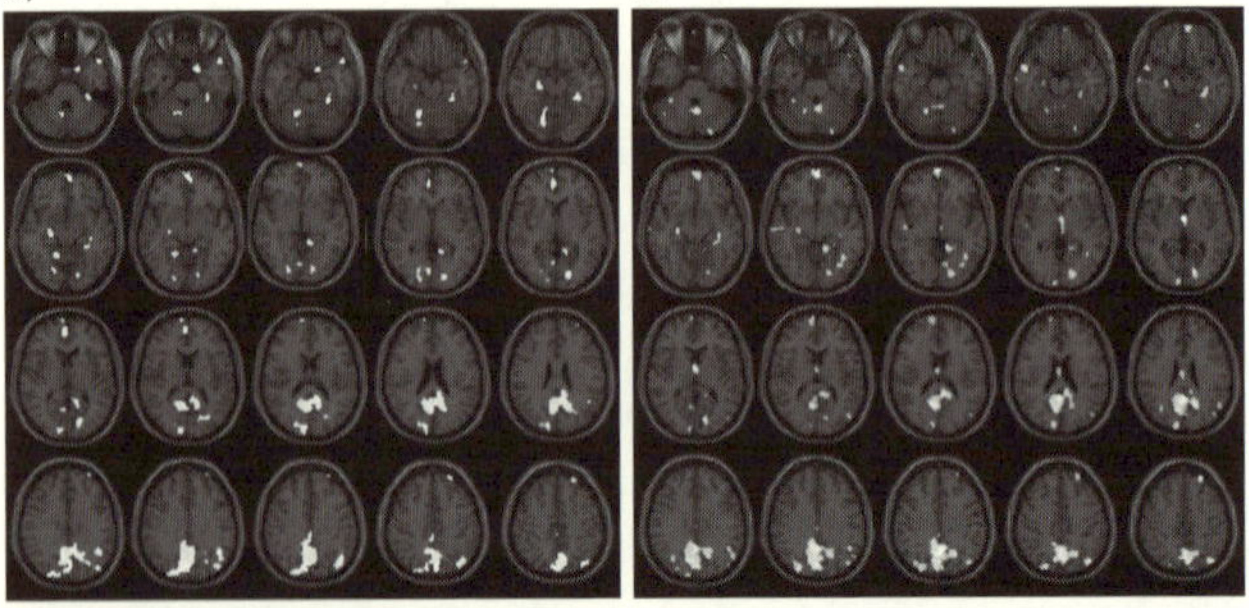

c)

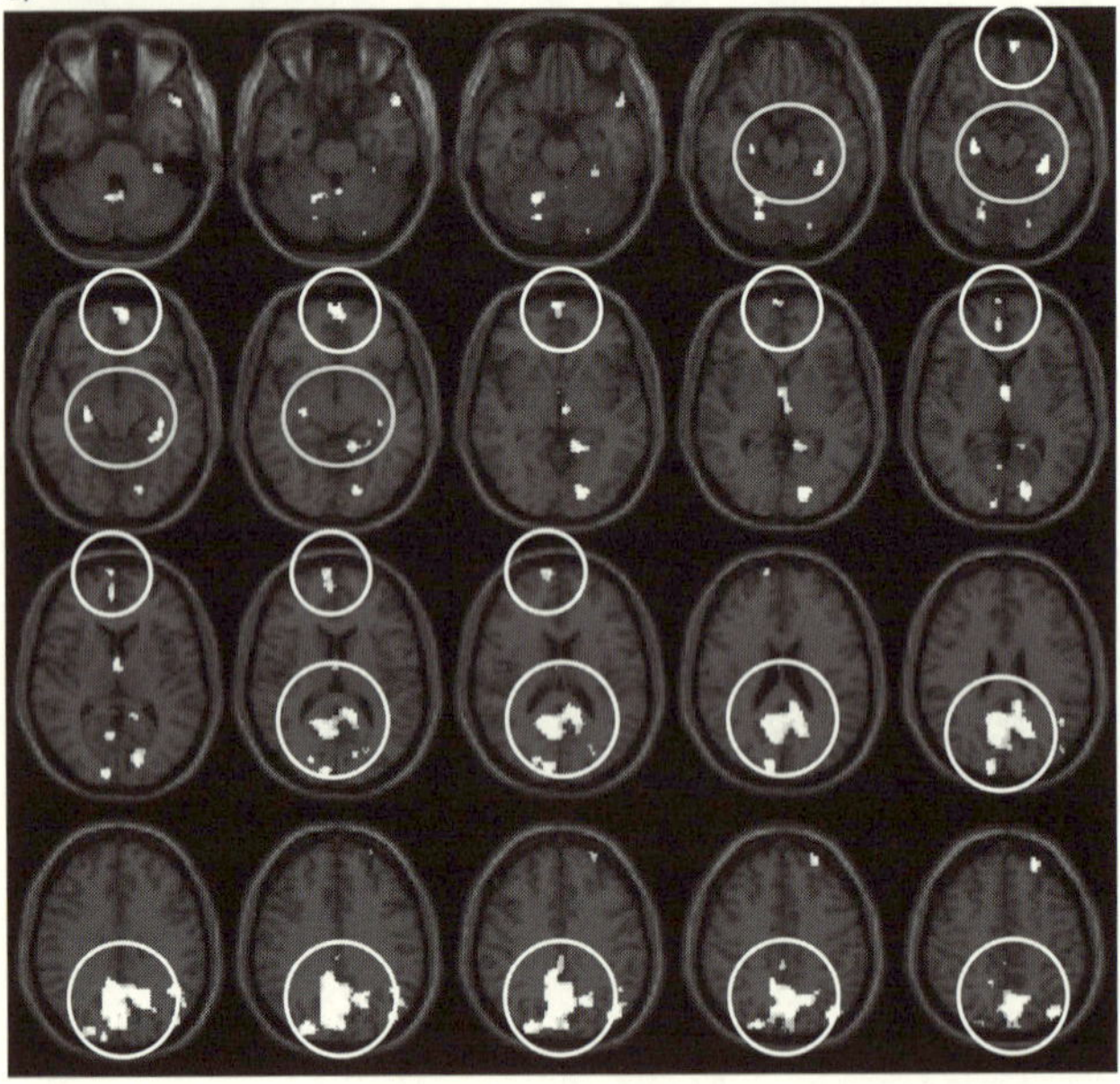

デアが構築されるという図式が示唆される。

筆者らがこの研究を発表した後、複数の研究者がさまざまにこの実験を追試し、同様の結果を報告するようになった。たとえばアディスら（Addis et al. 2007）は、被験者の過去または未来に関するアイデアの諸特性（出来事の特異性、情動価、個人にとっての重要性、行為者／観察者としての視点など）を統制した上で、時間解像度のより高いｆＭＲＩを用いて、アイデアの表出開始までの探索期間と引き続くアイデアの詳細の精緻化の期間とに分けて脳活動を解析した。その結果、このように統制された条件下においても、過去の出来事の想起と未来のアイデアの創出とで同じ内側ネットワークの活動が見られ、このうち内側前頭前野は特に未来のアイデアの精緻化の過程で強い活動を示すことがわかった。

図1-1　過去を想い出すときと未来を想いうかべるときの脳活動部位
（Okuda et al. 2003 のデータを用いて作成）（カラー口絵参照）

a）過去２課題（遠い過去、近い過去）を平均した脳血流画像から意味説明ベースライン課題の脳血流画像を引いた結果が有意にゼロより大きい領域を緑色で示した。脳活動領域は、標準脳の MRI 構造画像水平断面上に重ね合わせて部位を示している。各脳断面図は左上から右下に向かって、脳の下方の断面から上方の断面へと並べてある。また、各断面図の左側が左脳、右側が右脳、上方が脳前方、下方が脳後方を示す。

b）未来２課題（遠い未来、近い未来）を平均した脳血流画像から意味説明ベースライン課題の脳血流画像を引いた結果が有意にゼロより大きい領域を赤色で示した。図の見方は a と同じである。a とほぼ同じ領域の活動が見られることがわかる。

c）過去２課題と未来２課題とで共通してベースライン課題より有意に血流が上昇していた領域を黄色で示した。図の見方は a, b と同じである。赤丸で囲んだ領域は内側前頭前野の活動部位を、緑色の丸で囲んだ領域は内側側頭葉の活動部位を、黄色の丸で囲んだ領域は内側頭頂葉の活動部位をそれぞれ示す。

さらに最近になって、このような内側ネットワークの働きは、単に過去の経験から未来のアイデアを創出するだけでなく、未来のアイデアに対する情動的・社会的な価値付けとも関わることを示すデータが発表されている。たとえばシャロットら（Sharot et al. 2007）の研究では、特にポジティブな情動が未来へのアイデアを積極的に修飾することを見出した。彼女らは被験者に将来あるいは過去の好ましい出来事（試験に合格、大金を獲得など）と好ましくない出来事（失恋、事故など）を想像あるいは想起させ、その間の脳活動をｆＭＲＩにて計測した。その結果、先行研究に違わず、過去・未来の両課題ともに脳の内側ネットワークの活動が上昇したが、これに加えて、内側側頭葉の構造のひとつであり、情動情報の処理と強く関連するとされる扁桃体では、特に未来の好ましい出来事の想像において好ましくない出来事よりも強い活動が観測された。内側前頭前野の活動はこの扁桃体の活動と強く相関しており、さらに質問紙から得られる個人ごとの将来への楽観度の指標とも相関した。これらの結果から彼女らは、扁桃体で処理される情動情報が、内側前頭葉における未来の想像過程と積極的に相互作用することにより、人々の将来への楽観視傾向が生み出されると考察した。これに引き続きダルゲンボーら（D’Argembeau et al. 2008）は、このような情動による修飾が、近い将来と遠い将来とでどのように異なるかを調べた。その結果、特にここ数週間程度の近い未来については、好ましい出来事の想像で大脳基底核（尾状核）が強く活動していた。大脳基底核は脳内において飲食や快楽などの報酬情報の予測に関わることが知られており、間近に迫った具体的な未来の良い出来事の想像に対して、脳の報酬系がより直接的に影響を及ぼすことを示唆する結果と言える。

このような脳の報酬情報処理と未来の出来事の想像との関係についての考察はさらに、近年の神経経済学研究の流れとの融合を生み出しつつある。神経経済学研究の中に、異時点間報酬選択という問題がある。たとえば、今日いますぐ１０００円を得るのと、1週間待って１１００円を得るのとどちらを選ぶか、といった価値の時間割引と関係した選択である。ピーターズとビュッヘル（Peters & Büchel 2010）は、このような異時点間報酬選択課題に未来の出来事の想像過程を積極的に組み合わせて、報酬に基づく意思決定の脳システムと未来の想像ネットワークとの相互作用を直接的に示す画期的な研究を報告した。この研究では、被験者はあらかじめ自身の今後の予定をその日時とともに実験者に伝えてあり（たとえば3週間後に友人の誕生パーティがあるなど）、実験では、今すぐに20ユーロ貰うか、未来のある日時に20ユーロより多い金額を受け取るかを選択した。選択画面には未来の受け取り日時と受け取り金額が記載されており、さらにある条件ではその日時における実際の自分の予定が書かれていた。このような手続きで、被験者が自身の将来予定を想い描きながら異時点間報酬選択を行った場合、予定を考えずに選択を行う場合よりも、報酬の時間割引が少なくなるという興味深い結果が得られた。すなわち、具体的な未来の予定を考えながらお金の価値を見積もる場合には、何も予定を考えない場合よりも高く見積もるという行動結果が示されたのである。予定を考えて選択を行う条件では内側ネットワークが強い活動を示しており、予定を考えることによる時間割引の減少の効果は内側前頭葉（前帯状回）の活動に反映されていた。さらにこの内側前頭葉の活動と相関する脳活動が内側側頭葉（海馬領域）に見出された。これらの結果は、未来を想像する内側ネットワークの働きが特に内側前頭葉における将来報酬価値の計算過程と相互作用し、積極的にわれわれの将来価値を変容させうるということを示唆している。

さて、このような新しい研究の展開は、健常成人の脳イメージング研究のみに留まらない。記憶障害患者が過去のみならず未来の出来事を想いうかべることにも障害を示すのかという問題が新たに提起され、これに対する臨床研究知見が呈示されつつある。ハサビスら（Hassabis et al. 2007）は、両側内側側頭葉の脳炎により記憶障害を示した患者群を対象に、彼らがこれまで経験していない新しい状況における出来事を想いうかべることに困難を示すかどうかを検討した。患者に対してある状況的なテーマ（博物館の門の前など）を与え、その場面で起こりうるシナリオを自由に表出させたところ、患者群の成績は健常対照被験者より有意に低く、これら患者が過去の想起だけでなく新規な状況についての自由な想像にも障害を有することが示唆された。患者群の障害は特に、アイデアの断片をひとつの空間文脈の中にまとめることに顕著に見られ、海馬を中心とした内側側頭葉が断片的な出来事のイメージをひとつの空間的な表象として統合することに役割を果たすと考えられた。その後の研究（Race et al. 2011）でも、内側側頭葉の病変例において過去の出来事を想い出せる程度（エピソードの詳細の産出量）と未来の出来事を想像できる程度とが強く相関すること、さらにこれらの障害は眼前に呈示された情景図に対して意味のある物語を構成・表出する能力が損なわれているためではないことなどが明らかになっている。しかしながら一方で、脳炎などの広範性の病因によらない、海馬および内側側頭葉に限局的な脳損傷例の検討（Squire et al. 2010）からは、出来事を想起あるいは想像する際の患者の障害が数年程度の直近の過去にのみ限定されており、非常に昔の想い出や、近い将来についてのアイデアについては健常者と変わらないというデータも示されている。未来の出来事を想像する働きが、内側ネットワークの中でも内側側頭葉に特異的に依存するかについては、まだ慎重な検討が必要とされる。

これら以外にも、人間が未来の出来事を想いうかべる際の脳活動の計測に端を発した研究の裾野はますます拡がりつつある。たとえば、鳥（Raby et al. 2007）や類人猿（Mulcahy & Call 2006）など人間以外の動物にも、未来を自由に想い描いて行動する能力があることを主張する実験結果が相次いで報告され、このような実験手法の妥当性を疑問視する意見（Suddendorf & Corballis 2010）との間で議論が沸騰している。そのような中、動物から人間までを含めた進化心理学的な観点から、記憶と展望のプロセスの統一的理論が、大きな枠組みで提唱されるようになってきている（Suddendorf & Corballis 2007; 奥田 2008）。しかしながら、内側ネットワークのそれぞれの脳領域の働きがどのような機序で未来へのアイデアを生み出すに至るかの詳細なメカニズムについては、未だ明確な答えは得られていない。今後さらなる研究によって、われわれ人間の「創造性」がどこから生まれるのか、といった根源的な問題を切り拓く鍵を探し出してゆく必要があるだろう。

予定を憶え、想い出す脳

ここで、過去の出来事から未来のアイデアを創出する過程から離れ、計画した未来の予定を憶え、想い起こす脳の働きに目を向けてみよう。このような脳の働きの研究も、プロスペクションの場合と同様、筆者らの脳機能画像を用いた研究（Okuda et al. 1998）がそのさきがけとなっている。ここでも、過去の記憶を想い出すことに関する認知神経科学研究の伝統的な流れとは対照的に、未来の行動予定を忘れずに想い起こして実行することに関する脳研究は、長い間見過ごされてきた。日常生活上の時間的な幅を持った過程（たとえば、出勤途中に投函しようと思って出かける際にカバンに入れておいた手紙を、郵便局の前を通り過ぎるときに自然と想い出すことなど）が、課題統制下での神経科学的実験検討に馴染みにくかったことが理由として挙げられる。これに対し、筆者らを含め脳研究者がこのような過程を実験的に検討するきっかけとなったのは、アインシュタインとマクダニエル（Einstein & McDaniel 1990）による実験室内課題パラダイムの開発に負うところが大きい。以下に、この方法を応用した筆者らの脳活動計測実験を紹介し、さらに「時間を気にする脳」「今の課題と先の予定との間を調整する脳」などの知見を簡単に紹介したい。

日常生活上でわれわれが何か予定を想い出して実行する場合、行うべき予定を頭の中でずっと思い続けているわけではなく、何か別のことを行っている最中に何かのきっかけで想い出すことが一般的である。先ほどの例でも、道を歩いているときには手紙のことを忘れていても、ふと郵便局が目に留まったときに、「そういえば手紙を投函しようと思っていた」という予定が想い起こされる。このような日常生活上での予定想起プロセスを実験室内で再現するために、アインシュタインとマクダニエル（1990）は、被験者に単語記憶課題のような常に従事させる課題（現行課題と呼ぶ）を与え、さらに現行課題中にある特定の単語が出てきたら特別な反応（たとえばスペースバーを押すなど）を行わせる課題を考案した。その際、特別な反応を行うべき単語は、現行課題の中で稀にしか出てこない（たとえば数分間に一度）ようにした。このようにして、現在の認知活動に従事している間に、あるキューに応じて予定していた特別な行動を想い起こして実行する過程を評価しようとしたのである。彼らはこの課題を用いて、現行課題中に予定行動を想い起こして実行する能力の加齢による変化などさまざまな実験心理学的研究を行った。

　筆者らは、日常生活における予定想起の障害が認知症患者や前頭葉損傷患者に認められることが多いという臨床的経験をもとに、上記の実験課題を行っているときの正常被験者の脳活動をPETにより計測し、プロスペクティブ・メモリへの前頭葉の関わりを検証した（Okuda et al. 1998）。実験では、ヘッドフォンから聞こえてくる5つの単語を聞き終わったらすぐに復唱するという現行課題を被験者に2分間続けさせ、その際あらかじめ実験前に憶えておいた10個の特定の単語のうちどれかが聞こえてきたら、それを復唱する際に手で軽く合図するという予定行動を課した。このような予定想起課題を遂行中の脳血流画像を、現行課題のみを行う対照課題と比較した結果、外側と内側の前頭前野および左海馬の限局した脳部位に血流上昇を見い出した（図1-2）。このうち前頭葉の活動部位は、情報を一時的に頭に留めて作業や操作を行うワーキングメモリ過程に必要とされることが知られていた前頭前野領域よりもさらに前方の領域（前部前頭前野、ブロードマン領野の10野にあたる領域）が含まれていた。この結果は、プロスペクティブ・メモリの過程に前頭葉（特にその前方領野）ならびに海馬領域が関与することを健常者脳活動として初めて示したものである。筆者らの研究では、これら脳活動が現行課題中に未来の予定を頭の中に保持しておく過程と関連するのか、あるいは予定行動を想い起こす際のものであるのか不明であったが、その後の研究（Burgess et al. 2001）によって、特に外側の前部前頭前野の活動が予定を保持する過程のみでも見られることがわかった。

　この研究を発展させて筆者らは、ある特定の時間になったら予定を行う際の脳活動について調べた。実生活におけるさまざまな予定は、何かしらの外的キューに応じて想い起こすだけでなく、多くの場合それを行うべき「時間」と結び付けて記憶されている（たとえば、午後3時に始まる会議の予定など）。外的な事象を手がかりとした予定と、時間の流れを気にしながら想い起こす予定とでは、脳内の処理過程は異なるのであろうか。

　この疑問に答えるため、現行課題中に画面上に時計を表示し、ある特定の時間になったら現行課題を一旦止めて予定行動を実行するという実験課題を作成し、このときの脳活動をＰＥＴを用

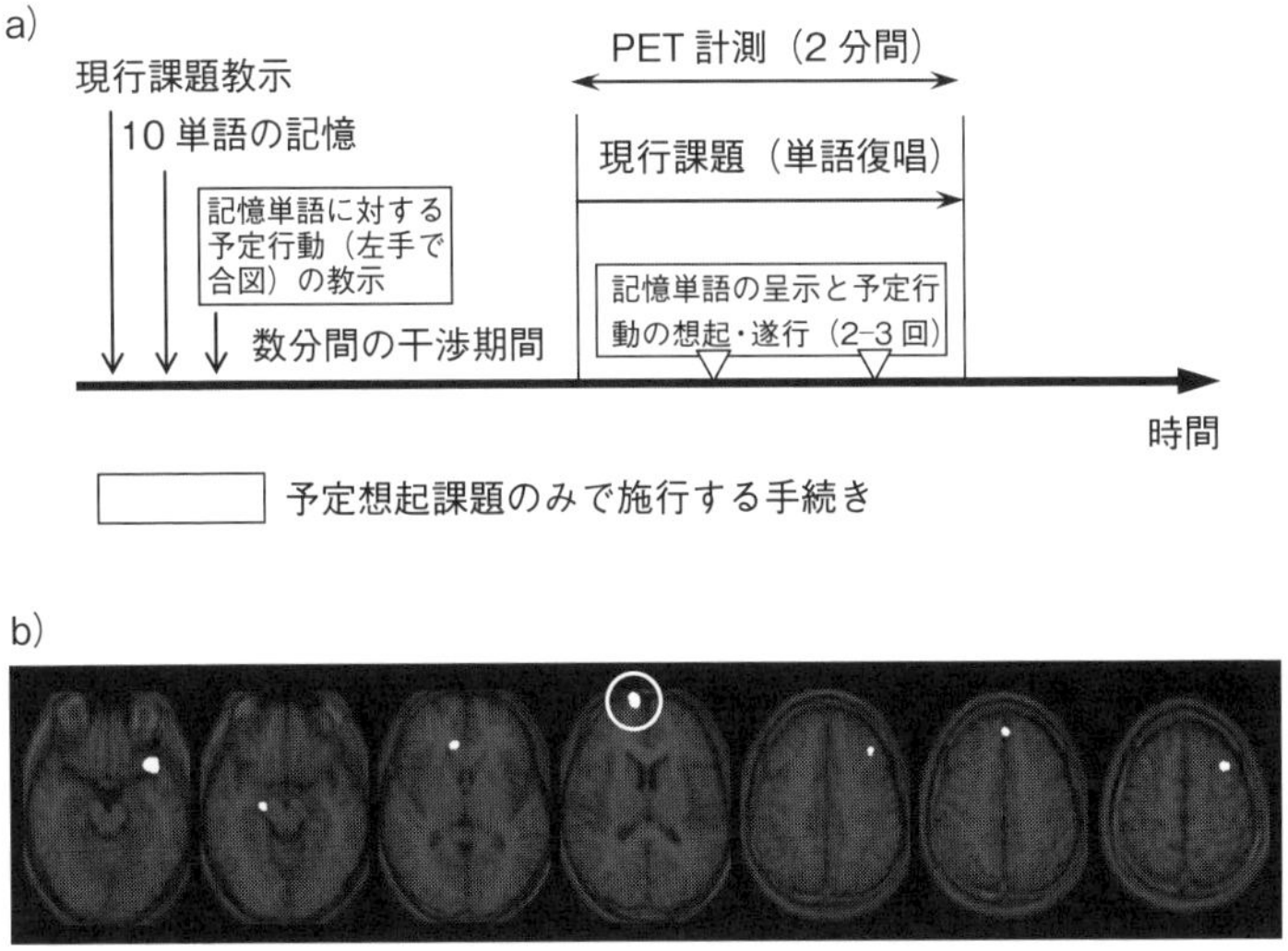

図 1-2　PET 実験で行った実験室内プロスペクティブ・メモリ課題の構造と脳活動部位（Okuda et al. 1998 より改変）（カラー口絵参照）

a）予定想起課題では、被験者は 2 分間の PET 計測中、現行課題である 5 単語の即時復唱課題中に 2 ないし 3 回呈示される特定の記憶単語に応じて左手で合図をするという予定行動が求められた。これに対するベースライン課題では、PET 計測中に被験者は現行課題のみを行った。

b）予定想起課題においてベースライン課題より有意に脳血流が上昇した領域を赤色で示した。各領域は、全被験者の標準化した MRI 構造画像の平均画像の上に重ね合わせて示している。MRI 画像は、左から右に向かって、下方から上方へと脳の水平断面を並べている。断面図の左側が左脳、右側が右脳、上側が脳前方、下側が脳後方を示す。活動領域は、前頭葉および内側側頭葉の限局した部位に認められる。その後の研究においても特異的に活動が見い出されている前部前頭前野領域を黄色の丸で囲んで示した。

いて計測した（Okuda et al. 2007b）。現行課題として言語課題（単語の音節数の判断）と非言語課題（図形の形の判断）の2つを採用し、また時計の種類として課題開始よりの時刻を1秒おきに示すディジタルおよびアナログ時計の2種類を用いた（図1-3参照）。被験者には、時間課題では課題開始後1分ごとに、事象課題では現行課題中に特定の単語または図形が呈示された場合に、現行課題では用いない特別なボタンを押すという予定行動を想い起こして実行するように教示した。

その結果、時間に基づく予定行動は事象に基づく予定行動に比べて有意に反応時間が早く、前者では、被験者が予定時刻の少し前から時計を気にして未来の自己の行動系列を頭の中でシミュレートするストラテジーを利用していたことが推察された。時間課題と事象課題とで脳活動を比較した結果、前部前頭前野の内側領域と外側領域とで両者の顕著な差が認められ、時間課題においては内側部で、事象課題では逆に外側部で脳血流量が上昇していた（図1-3）。このような活動特性は言語・非言語条件あるいはディジタル・アナログ時計にかかわらず一貫して見られ、加えてまた別の実験から、時計という外的なキューを用いずに時間を自分で推定する場合においても同じ前頭前野内側部の血流上昇が見られることがわかった。

さらに興味深いことに、時間課題で一貫して血流の上昇が見られた前頭前野内側部は、現行課題のみを行う課題条件でも同様に血流が上昇していた。時間課題においては事象課題とは異なり、時計や自己の時間推定の情報に基づいてこれから行うべき行動を頭の中で予想しながら課題を行えるということ、現行課題のみの条件においても今後行うべき課題がひとつに限られており容易に先を想像しながら課題を行えるということを併せて考えると、内側前頭前野が、自己の未来の行動を事前に頭の中でシミュレートし、次なる行動に適応的に備えるために働くという仮説が導かれる。このことはまさに、前節で紹介した未来の出来事を想像する際の内側前頭前野の働きと符合しており、興味深い。内側前頭前野による未来のイメージの内的シミュレーションは、現行課題のような眼前の刺激に即時的に対応する過程中にも独立して働いていることが示唆される。

さらに最近になって筆者らは、未来へ目を向けるこのような内側前頭前野の働きを、今行っている活動との間の調整という観点から新たに検討した（Okuda et al. 2011）。この研究の動機は、過去の経験の時間的な履歴が、現在の活動と未来の行動予定との間の注意調整を動的に制御するのではないかという仮説に基づいている。われわれは、あるときは今目の前で処理している仕事に没頭しているが、またあるときは仕事の手を止めて昔の出来事やこれからの予定について考えたりする。このように日常生活においてわれわれが、現在行っている仕事と将来の行動予定との間で注意を調整したり振り分けたりできるのは、どのような機序に基づいているのであろうか？

ここで筆者らは、現行課題中の予定想起課題における、予定想起事象の時間履歴に注目した。これまで述べてきた予定想起課題では、被験者は、現在行うべき現行課題と、未来の特定の状況で実行しなければならない予定行動への準備との間でさまざまに注意を割り振らなければならなかった。筆者らは、このような現在と未来の間の注意の割り振りを、予定を想起すべきキュー刺

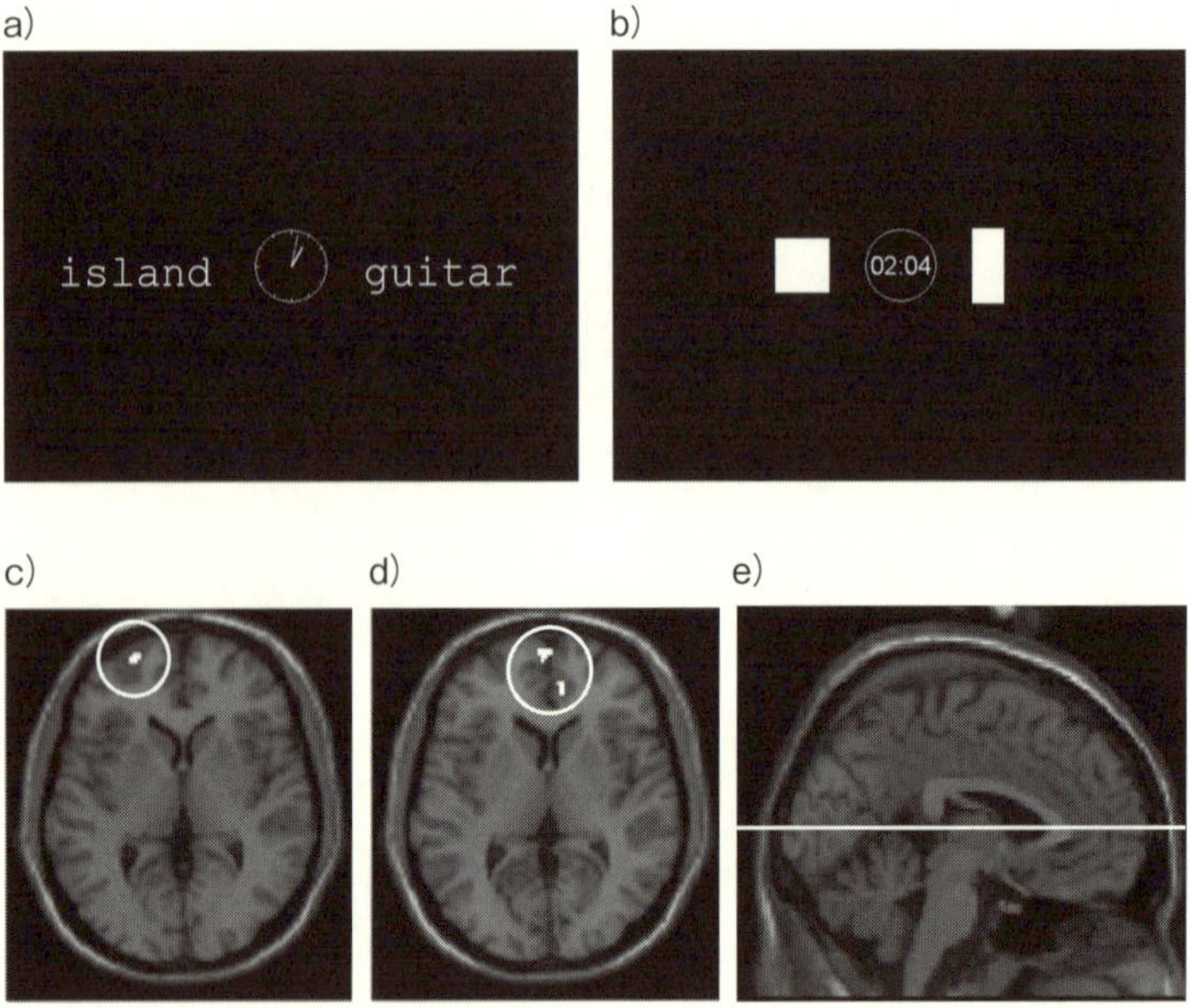

激の時間的な呈示間隔によって実験的に操作できないか考えたのである。たとえば、予定想起のためのキュー刺激が10試行の間隔をおいて呈示された場合、それより1つ前のキュー呈示間隔が15試行の場合と5試行の場合とでは、被験者の注意の割り振り状況は異なるのではないだろうか。前者においては、前回の経験（間隔15）よりも早い（間隔10）予定行動の要請に対してその想起と遂行は遅くなるであろうし、後者においては逆に前回の経験（間隔5）よりも遅く（間隔10）予定行動が求められるため、被験者は現行課題中に無意識的に予定行動への予期と準備を高めていることが考えられる。すなわち、予定行動の想起・遂行はキュー呈示間隔の履歴によって左右されるの

図 1-3　予定した時間に想起する予定行動と、外的キューに応じて想起する予定行動との違いを調べるための実験課題画面と、得られた脳活動結果（Okuda et al. 2007b より改変）（カラー口絵参照）

a）単語課題の実験画面例を示す。被験者（全例で英語を母語とする）は画面左右に呈示される２つの英単語が同じ音節数を有するか判断する現行課題を行った。画面中央には課題開始からの時刻が１秒ごとに呈示される時計（この例ではアナログ時計）が表示され、時間課題では被験者は時計を参照して１分ごとに予定行動（現行課題では用いない特別なボタンを押す）を想起、実行した。事象課題では、特定の単語（guitar）が呈示されたときに予定行動を想起、実行するよう求められた。

b）図形課題の実験画面例を示す。被験者は画面左右に呈示される２つの四角形が一方を 90 度回転させたときにぴったり一致するか判断する現行課題を行った。この例では画面中央にはディジタル時計が表示されている。時間課題では１分ごとに、事象課題では特別な四角形（図左側の正方形）が呈示されたときに予定行動を想起、実行するよう求められた。

c）事象課題において時間課題よりも有意に脳血流が上昇していた領域を白色で示した（黄色の丸で囲んだ部位）。脳活動領域は、標準脳 MRI の水平断面上に重ね合わせて示している。断面図の左が左脳、上が脳前方を示す。前部前頭前野の外側部に活動が認められる。

d）時間課題において事象課題よりも有意に脳血流が上昇していた領域を白色で示した（赤色の丸で囲んだ部位）。脳断面の見方は c と同じである。前部前頭前野の内側部に活動が認められる。

e）c および d の断面の位置（高さ）を、標準脳 MRI 画像の矢状断面（身体を左右に分ける縦の断面）上の白線で示した。

ではないかという仮説が考えられる。

この仮説を検証するため、予定行動を想い起こさなければならないキュー刺激の呈示の時間スケジュールを被験者には知らせずにあらかじめ設定しておき、予定想起課題中の脳活動をｆＭＲＩにより計測した。ｆＭＲＩでは、脳組織中の水素原子核と外部から与えられる磁場変化との間の磁気的な共鳴現象を利用して、脳血行動態の３次元画像を計測する。このため、ＰＥＴのように放射線放出の特性に依存する脳活動計測の時間制約が少なく、１～２秒程度の時間間隔で数十分程度の連続的な脳活動計測が繰り返し可能である。実験では、現行課題中に出現するキュー刺激の間隔を20試行の間隔から始め、16、12、８、４試行と次々に間隔が縮まってゆく短縮フェイズ、引き続き８、12、16、20試行と長くなってゆく拡張フェイズを交互に20サイクル程度繰り返した（図1-4参照）。現行課題として、呈示される２桁の数字が50より大きいか小さいかの判断を行う数字課題と、画面上の３つの点が右に多いか左に多いかの判断を行うドット課題を用意した。被験者には、それぞれに対し、11や88などのゾロ目の数字や、３点が一直線上に並ぶパターンをキュー刺激として、このような試行では現行課題を行わずに、現行課題では用いない特別なボタンを押すという予定行動を想い起こして実行するように指示した。

この結果、ほぼすべての被験者において短縮フェイズで拡張フェイズに比べてキューに対する予定行動のボタン押し時間が有意に遅くなっており、これは同一のキュー間隔同士（たとえば拡張フェイズのキュー間隔12と短縮フェイズのキュー間隔12など）で比べた場合でも有意であった。興味深いことに、現行課題の反応時間を見た場合、予定行動の場合とは逆に、短縮フェイズにおいて拡張フェイズよりも反応時間が有意に早くなっていた。また、実験後のインタビューから、このような課題の時間スケジュールと、それに応じた自身の反応時間の変化に、ほぼすべての被験者が全く気づいていなかったことが明らかとなった。この結果は、現行課題と未来の予定行動との間の注意のトレードオフが、過去の予定行動の間隔の変化の履歴に応じて自動的に調節されることを示しており、過去の経験が現在の認知活動と未来の行動準備に強制的に影響を及ぼしうることを指し示している。

この課題中のｆＭＲＩ計測からは、両側の内側前頭前野領域の活動が行動データと一致したトレードオフ現象を示し（図1-4ｃ：予定行動遂行時の脳活動は拡張フェイズで短縮フェイズより上昇、逆に現行活動時は短縮フェイズで拡張フェイズより上昇）、このパターンは数字課題でもドット課題でも共通に認められた。これらの結果は、現在の認知活動と未来の行動予定との間の注意の振り分けが過去の環境と行動の履歴に応じて自動的に調節される機構が脳内に存在し、内側前頭前野がこのような動的な認知制御のメカニズムを担う可能性を示唆している。本結果からは、内側前頭前野が、現行課題であれ予定行動であれ、より高い注意が向けられている課題のほうに強い活動を示すことがわかる。言うまでもなくこの結果は、これまで述べてきた、内側前頭前野が今から行おうとする自己の行動に目を向ける過程で働くことを示す実験データと親和的である。

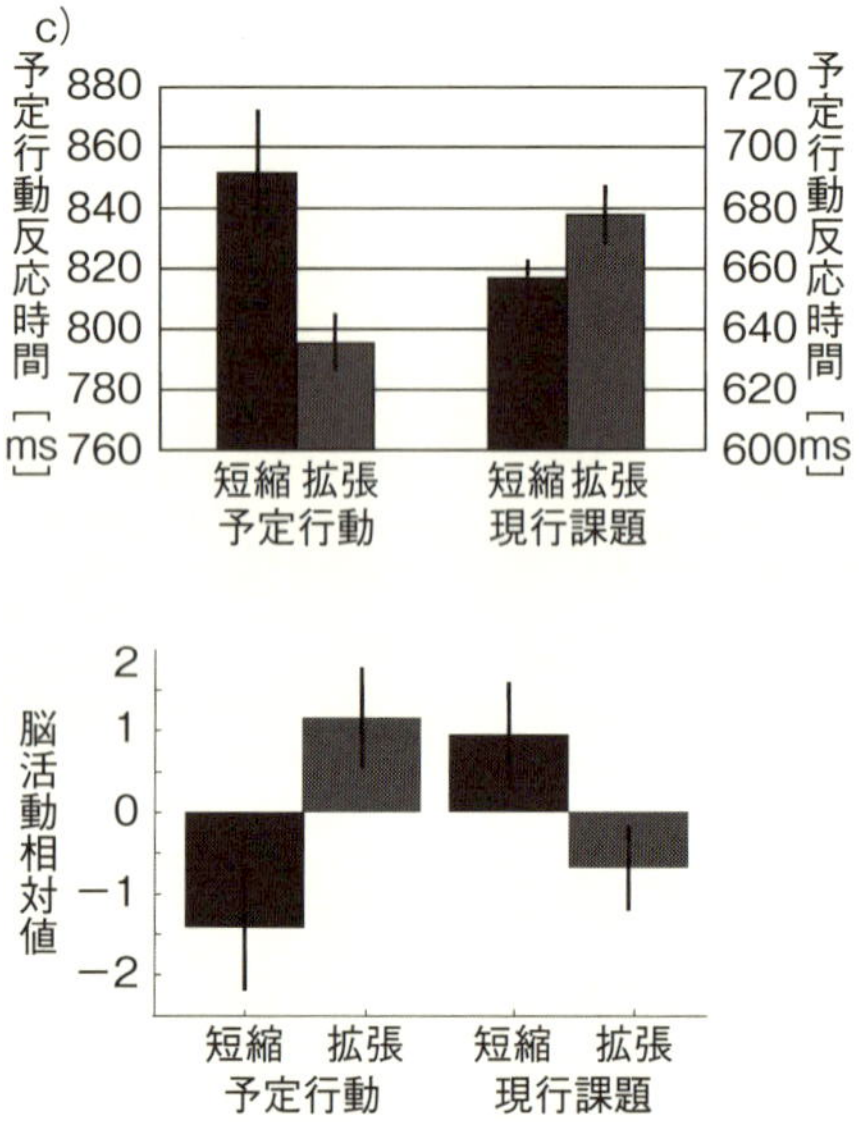

れぞれ重ね合わせて示した。
b）上段：a と同様に試行スケジュールの概念図を示す。青で示した短い線分が短縮フェイズの現行課題試行を、赤で示した短い線分が拡張フェイズの現行課題試行をそれぞれ示す。中段および下段：現行課題時の脳活動が短縮フェイズ（上段の青線の試行）で拡張フェイズ（同じく赤線の試行）よりも有意に高かった内側前頭葉領域を黄色で示す。断面図の見方は a と同じである。a とほぼ重なる内側前頭葉領域の活動が見られることがわかる。
c）上段：予定行動と現行課題の反応時間は、短縮・拡張のフェイズの違いに応じて有意な差を示し、かつその差の方向は逆転していた（予定行動は拡張フェイズでより速く、現行課題は短縮フェイズでより速い）。グラフは、行った２種類の課題（数字課題とドット課題）の平均値を用いて作成した。下段：a, b で示された内側前頭葉領域の MRI 信号値（領域内のボクセル間の平均値）は反応時間と同様のトレードオフパターンを示した（予定行動時の脳活動信号値は拡張フェイズで、現行課題時の信号値は短縮フェイズでそれぞれ高く、反応時間が速い試行で脳活動が高い対応関係となっている）。グラフは、行った２種類の課題（数字課題とドット課題）の平均値を用いて作成した。

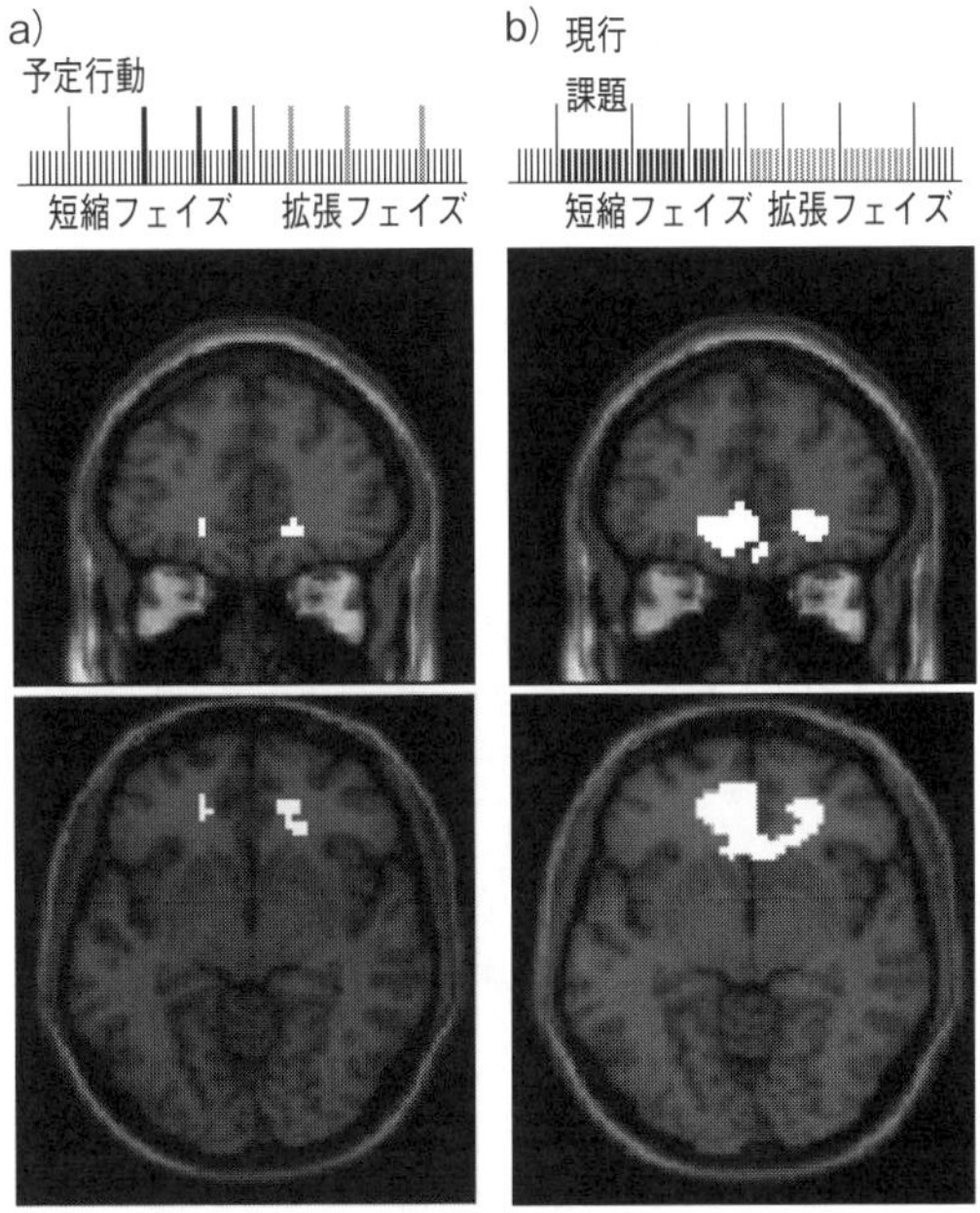

図 1-4　過去の履歴が現在の活動と未来の予定行動との間の注意制御に影響を及ぼすことを調べた fMRI 研究の課題概念図と脳活動および行動結果（Okuda et al. 2011 のデータを用いて作成）（カラー口絵参照）

a）上段：予定行動を想起すべきキュー刺激が呈示される試行スケジュールを概念的に示した。左から右に向かって試行の時間系列が垂直線分で示されている。短い線分は現行課題の試行を、まばらに挿入されている長い線分が予定行動を想起すべき試行をそれぞれ示す。青で示した長い線分が予定想起の試行間隔が段々短くなってゆく短縮フェイズの予定想起試行を、赤で示した長い線分が予定想起間隔が長くなってゆく拡張フェイズの予定想起試行をそれぞれ示している。中段および下段：予定想起・実行時の脳活動が拡張フェイズ（上段の赤線の試行）で短縮フェイズ（同じく青線の試行）よりも有意に高かった内側前頭葉領域を黄色で示す。中段は標準脳 MRI 構造画像の冠状断面（顔の額と水平な横断面、左側が左脳、上側が脳上方）上に、下段は標準脳 MRI 構造画像の水平断面（左側が左脳、上側が脳前方）上に、そ

おわりに――時間の中での自己と社会の関わり（展望的コミュニケーション）

以上、プロスペクションとプロスペクティブ・メモリに関する近年の研究の展開を見てみると、脳の展望的な情報処理が、社会性にもつながるさまざまな人間の精神機能に対して幅広く、かつ適応的に関わることが少しずつ明らかにされつつあることがわかる。広範な分野への研究の拡大とは対照的に、重要な役割を担うと考えられる中核的な脳システムは比較的少数の領域に収束しているようである。これらの中心は、内側前頭葉－内側側頭葉－内側頭頂葉を結ぶ内側ネットワークであり、特に内側前頭前野がさまざまな過程の集約的な位置に立っているように見える。事実、内側前頭前野はこれまで、環境や対象の報酬的価値を予測して自己の行動を適応的に決定する意思決定の過程や、対人コミュニケーション行動の基盤となる相手の心の状態の理解（心の理論）に重要な役割を果たすとされてきた。近年では、これら多数の実験結果を一元的に捉えなおして、内側前頭前野を初めとした内側ネットワークが、現在の自己を、過去や未来といった今とは異なる時間、あるいは自己が現存する場所とは異なる空間、さらには自己とは異なる他人の心へと自由に「投影」する機能を担うという発展的な仮説が提唱されている（Buckner & Carroll 2007）。

このような「自己投影」を成り立たせている神経メカニズムは、現在の知覚入力や運動出力とは直接関係のない刺激独立的な処理であろう（Okuda 2007a; 奥田 2008）。われわれは、自己を取り巻く現在の外界環境からのさまざまな働きかけに呼応して即時的な刺激応答処理を行いながら、これらとは無関係の想像（創造）的処理を同時に行うことができる。このような刺激依存的な処理と刺激独立的な処理との間の協調・調節過程が、人間の柔軟で適応的なコミュニケーション活動を支えているのではないかと筆者らは考えている。目の前の相手や環境から発せられた信号を即時的に処理しつつ、過去の記憶をもとに未来の状態をシミュレートする刺激独立的な処理を加味して、適応的で自然なコミュニケーションのための行動決定が動的に成されるのではないだろうか。この、刺激依存処理と刺激独立処理の間の調節に前部前頭前野領域が特に重要な役割を果たすという理論が提唱されている（Burgess et al. 2007）。このような作業仮説も念頭におきながら、時間の中での自己と社会との関わりと、その脳内情報処理のメカニズムについて考えてゆく必要があるだろう。

謝辞　本稿の執筆にあたり、文部科学省科学研究費補助金新学術領域研究「ヘテロ複雑システムによるコミュニケーション理解のための神経機構の解明」（領域番号４１０３）／Ｂ01-Ｇ３班「過去の経験と現在の状況から展望的記憶を動的に形成する記憶メカニズムの解明」（奥田次郎・藤井俊勝：課題番号２１１２０００７）の補助を受けた。

2　嘘をつく脳

阿部修士・藤井俊勝

はじめに

小説や漫画、映画やテレビドラマには、嘘を題材とした作品が少なくない。嘘にまつわるストーリーはどうして私たちを惹き付けるのだろうか？　おそらくは嘘が人間社会に深く根ざしており、さまざまな人間模様を映し出すからであろう。最近では『Lie to me』というドラマが米国で２００９年から放映されており、現在までにシーズン２、シーズン３と順調に続編が放映されている。日本における海外ドラマに対する人気の高さを反映してか、このドラマもご多分に漏れず『ライ・トゥ・ミー――嘘の瞬間』というタイトルで、ＤＶＤのレンタルや販売が行われている。このドラマのストーリーは、映画『海の上のピアニスト』での名演が光った、俳優ティム・

ロス扮する天才科学者カル・ライトマンが、ヒトの〝微表情〟から嘘を見抜いてさまざまな事件を解決していく、というものである（ちなみに主人公のカル・ライトマンのモデルは、実在の心理学者であるポール・エクマン――人間の表情に関する研究の世界的権威――である）。ライトマンが鋭く事件の真相に迫っていく様は、一話完結型のテンポの良さも相まって実に面白い。嘘に興味のある読者は、ぜひご覧になることをお勧めする次第である。

さて、このドラマの中ではライトマンの部下として、イーライ・ローカーという人物が登場する。ローカーはちょっと変わった人物であり、どんな状況、どんな相手でも、常に自分の思ったことを正直に話すのが特徴である。しかし現実の世界では、ローカーのような存在は極めてまれである。いない、と言っても過言ではないのかもしれない。人間同士の暮らしの中で、嘘をつかずに生涯を終えることは、ほぼ不可能である。もちろん、嘘のすべてが相手をひどく傷つけるような深刻な嘘というわけではない。相手を思いやるあまり、ついてしまう嘘もあるだろう。目的は何であれ、日々の生活の中で嘘をついたり、嘘をつかれたりすることは、決して珍しいことではなく、誰しもが経験することである。ここで大学生を対象とした、実際の研究事例を取り上げてみたい。ロビンソンら（Robinson et al. 1998）による研究では、8割以上の大学生が就職のためには嘘をつくことも辞さないと考えていることが報告されている。また、デパウロら（DePaulo & Kashy 1998）による研究によれば、大学生は友人とのコミュニケーションの中では25％以上、家族とのコミュニケーションの中では30％以上の頻度で、何らかの嘘をつくとされている。これらの数字に対しては、低いというよりはむしろ、高いと感じられる読者が多いのではないだろうか。嘘は私たちの想像以上に、日常生活における普遍的な現象なのかもしれない。

嘘という現象に対しては、さまざまなアプローチが心理学の分野からなされている。たとえば発達心理学では、子供の嘘についての研究が行われ、社会心理学では、ヒトが嘘をつくときの行動的特徴についての研究が行われている。こうした心理学における嘘の研究の中で、最も精力的に研究がなされてきたのは、ヒトの嘘を見抜く方法に関する研究であると思われる。特に犯罪心理学的な観点からは、より正確に嘘を見抜く方法の開発は、犯罪捜査等の実務に大きく貢献する。これまでの研究においては、非言語的な手がかりに着目したものとして、嘘をつくときに表情や声のトーン、姿勢などがわずかに変化することが報告されている（Frank & Ekman 1997; Vrij 1994; Zuckerman et al. 1979）。また生理学的指標に着目したものとしては、ポリグラフによる研究が挙げられる。これまでに多くの研究者が、嘘をつくときに皮膚電位反応や呼吸、脈拍といった複数の生理学的指標において変化が認められることを報告している（Gamer et al. 2008; Verschuere et al. 2005）。しかしながら、こうした実験には多くの限界点が存在しており、また結果に対する解釈にも議論の余地が残っている。したがって現状のポリグラフは、絶対的な精度を誇る嘘発見器とは言えないというのが実情である。

限界点があるにせよ、これらの研究は嘘のさまざまな側面を心理学的な視点からひも解いており、嘘を科学的に理解する上では極めて重要な研究と言えるだろう。ただし、これらの研究からは、嘘をつくプロセスに直接的に関与している脳の働きを調べることはできない。嘘をつくという行為が高度な心理過程に支えられている以上、その背景には嘘をつくために必要な脳のメカニズムが存在することに疑問の余地はないだろう。実際、嘘と脳の働きの関係については進化的な観点からも立証されている。バーンら（Byrne & Corp, 2004）による研究では、霊長類の種による大脳新皮質（大脳表面において神経細胞が存在する灰白質の層の中でも、進化的に新しい部分）の大きさの違いと、他者をあざむく頻度との関係を調べており、大脳新皮質の大きい霊長類ほど、他者をよくあざむくことが明らかとなった。発達的な観点からは、子供が嘘をつくようになるには、認知機能の発達とそれを支える脳の発達が必要であることは、言うまでもない。過去の研究例を見てみると、おおむね３歳を過ぎる頃から、嘘をつく能力が発達してくるようである（Chandler et al. 1989; Lewis et al. 1989; Siegal & Peterson 1996, 1998）。そしてちょうどこの時期は、大脳皮質の著しい発達が見られる時期でもある（Casey et al. 2005）。

近年のヒトの脳の研究においては、ポジトロン断層撮像法（positron emission tomography: ＰＥＴ）や機能的磁気共鳴画像法（functional magnetic resonance imaging: ｆＭＲＩ）といった脳機能画像法の進歩に伴い、心理学的な課題を行っている際のヒトの脳活動を画像化することが可能となっている。その結果、嘘の脳内メカニズムの研究は21世紀に入ってから飛躍的に増加しており、多くの研究成果が蓄積されている。また、脳機能画像法による研究以外にも、脳損傷患者を対象とした神経心理学的研究など、嘘の脳内メカニズムについてはさまざまなアプローチがなされている。以下では筆者らによる研究を含め、嘘の脳内メカニズムに関する重要な研究のいくつかを紹介していく。

嘘に関与する脳の領域——前頭前野について

脳機能画像法による具体的な研究内容について紹介する前に、ヒトの脳の中でも特に嘘をつくプロセスに重要と考えられる領域を概観しておく。図2-1の上段は脳の外側面と内側面を表しており、それぞれ向かって左側が脳の前方、右側が脳の後方である。基本的には、脳の前方に位置する前頭葉と呼ばれる領域、中でも運動機能に関連する領域を除いた前頭前野と呼ばれる広範な領域が、嘘をつくという高度なプロセスに関与していると考えてよい。前頭前野はヒトの認知機能の中でも特に高度な機能を司る領域であり、前頭前野の中でも部位によって機能の違いがあることが報告されている。前頭前野の各下位領域の境界をどのように設定するかについては、どの解剖学的研究成果を参照するかによって、研究者間で見解が異なるケースも少なくない。そこで本章では、近年の研究において比較的コンセンサスが得られており、かつ嘘の脳内メカニズムに関する研究を紹介する上で、最も有用と思われる分類方法を示す。

まず、前頭前野外側面については、背外側前頭前野と腹外側前頭前野という分類が用いられる

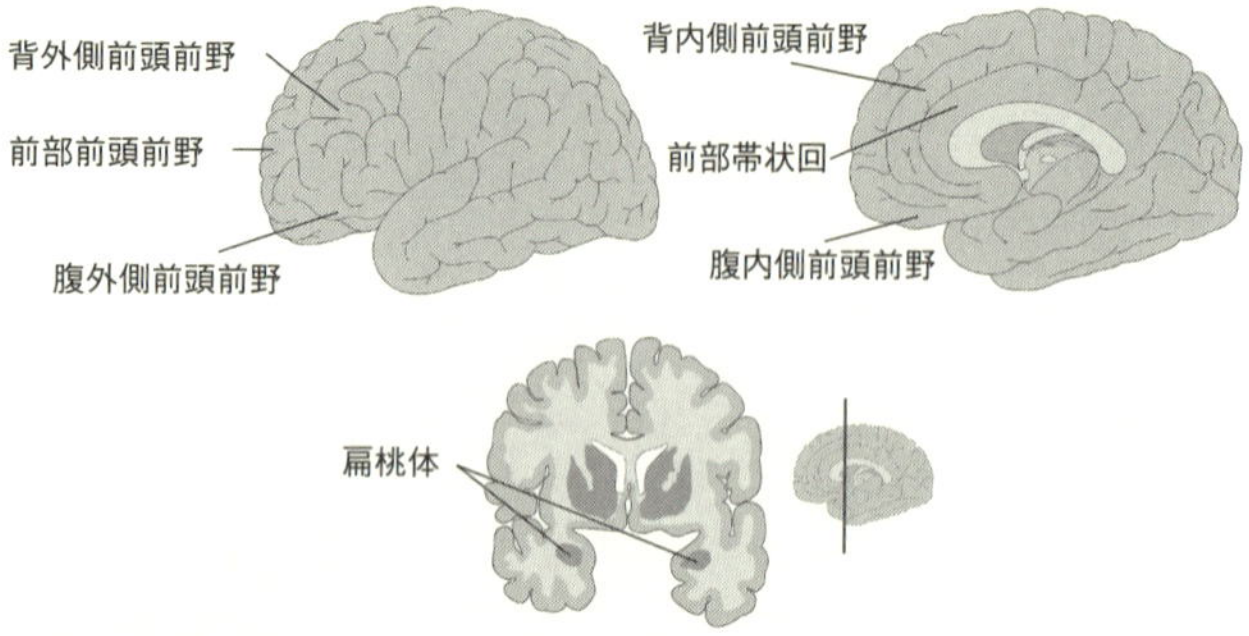

図 2-1　嘘の脳内メカニズムに関する研究において重要な脳領域
図の上段は主に前頭前野の下位分類を示しており、左側が外側面、右側が内側面である。図の下段は、扁桃体と呼ばれる領域を示している。

場合が多い。また、前頭前野の前方を特に、前部前頭前野と呼び、背外側前頭前野と腹外側前頭前野から区別するケースも多い。この場合、前部前頭前野と呼ばれる領域は外側面だけでなく、内側面にも広がっていると考えてよい。背外側前頭前野は主に、特定の状況下における複数の選択肢からの反応の選択（Rowe et al. 2000）や、認知的な制御（MacDonald et al. 2000）、あるいはワーキングメモリ（複雑な認知課題で必要とされる情報を、一時的に保持し操作するための記憶機能）（Owen 1997; 苧阪 2008）といった機能との関連が指摘されている。腹外側前頭前野についても同様に、高度な認知過程への関与が指摘されているが、特に反応の抑制に関与するという報告が数多くなされている（Chikazoe 2010）。前部前頭前野は、さらに高度な機能を担っていると考えられており、特に行動目標を実現するために、複数の認知過程を統合する役割を果たす可能性が示唆されている（Rammani & Owen 2004）。

次に前頭前野内側面について述べる。内側面のうち、背側を背内側前頭前野、腹側を腹内側前頭前野と呼ぶことが多い。これらのうち、嘘の脳内メカニズムを検討する上では、特に腹内側前頭前野の機能的な役割が興味深い。腹内側前頭前野の一部は内側眼窩前頭皮質とも呼ばれる領域であり、報酬価値のモニタリング（Kringelbach & Rolls 2004）や意思決定（Kable & Glimcher 2009）、情動の制御（Quirk & Beer 2006）など、ヒトの社会生活に重要な多くのプロセスに関与している。前部帯状回は前頭前野とは別の領域として議論されるケースが多いが、嘘の脳内メカニズムを考える上では非常に重要な領域である。この領域は情動の処理に関与しているという報告や（Phan et al. 2002）、認知的な葛藤のモニタリングを行っているとする報告がある（Kerns, et al. 2004）。

図2-1の下段は、扁桃体という領域を表している。前頭前野のみならず、この領域も嘘の脳内メカニズムを考える上では非常に重要な領域である。扁桃体は側頭葉の内側面に位置する神経細胞の集団であり、その名のとおり〝扁桃〟、つまりアーモンドの形をしている。扁桃体は分子・細胞レベルの研究からヒトを対象とした研究まで、幅広く知見が蓄積されており、情動を司る最も重要な領域と考えられている。また、近年では情動のみならず、対人関係を円滑に進める上で重要な、社会的認知機能を支える領域のひとつとしても研究が進められている（Adolphs 2010）。

このように過去の研究成果を鑑みれば、前頭前野の各下位領域および扁桃体については、どの領域が嘘をつく過程に関与していたとしても、不思議ではないように思われる。最近の研究では、嘘をつく過程におけるこれらの領域の機能の違いが指摘されており、また前頭前野のどの下位領域がより重要であるかについても、エビデンスが得られつつある。次節では、実際にヒトが嘘をついているときの脳活動を調べた研究成果や、脳損傷患者を対象とした研究成果について述べることとする。

嘘の脳内メカニズムについての研究

脳機能画像法によってヒトが嘘をつくときの脳活動を調べた研究は、今世紀初頭にイギリスのスペンスら（Spence, et al. 2001）によるｆＭＲＩの実験で初めて報告された。ちなみにｆＭＲＩで測定される信号は、厳密にはＢＯＬＤ（blood-oxygen-level-dependent）信号と呼ばれるものである。ＢＯＬＤは日本の小川誠二博士によって提唱された言葉で、ラット脳の血管像のコントラストが血液の酸素化度に依存するという所見に由来する（Ogawa et al. 1990）。つまり、ｆＭＲＩで得られる信号は酸化ヘモグロビンと還元ヘモグロビンの磁化率の違いによるものであり、実際の神経活動からは数秒の遅延を伴うものである。したがってｆＭＲＩでは、あくまで間接的に神経活動を測定しているにすぎないことを断っておく。

スペンスらは10名の男性被験者を対象に、36種類の特定の行動を行ったか否か――たとえば、今日は薬を飲んだかどうか？――という質問に対し、正直な反応および嘘の反応をするときの神経活動の変化を、ｆＭＲＩを用いて測定した。被験者は質問に対して、答えが「はい」であるか「いいえ」であるかを、ボタン押しによって回答した。実験結果としては、嘘をつくときは正直な回答をするときに比べ、脳の広範な領域での賦活が認められたが、中でも注目すべき領域として、両側の腹外側前頭前野において有意な賦活が認められた。先にも述べたように、腹外側前頭前野は反応抑制との関連が指摘されている。先行研究において、腹外側前頭前野に損傷を持つ患者群は反応の抑制が困難になることが知られており、また脳機能画像法を用いた研究でも、反応の抑制の際に腹外側前頭前野の賦活が認められている（Chikazoe 2010）。嘘をつくときにも、正直な反応を抑制するというプロセスの関与が考えられるため、結論としてスペンスらは、腹外側前頭前野が嘘の反応に重要であると主張している。

スペンスらによる研究以降、ｆＭＲＩによる嘘の神経基盤についての研究は次々と発表されているが、腹外側前頭前野だけではなく他の前頭前野の下位領域――特に背外側前頭前野の賦活が頻繁に認められている（阿部・藤井 2006）。その一例として、筆者らがＰＥＴを用いて行った研究成果を紹介する（Abe et al. 2006）。ＰＥＴでは生体に投与された放射性薬剤が発する放射線を体外の検出器で検出し、その体内分布を画像化することによって循環・代謝情報の描出が可能となる。健常被験者に対して認知課題を行う場合には、放射性薬剤として^{15}Oを利用することが多く、その場合脳活動の生理的指標としては、$H_2{}^{15}O$ の分布に反映される局所脳血流量が用いられる。筆者らのPET研究は14名の男性被験者を対象として、それまでの先行研究では検討されていなかった2種類の嘘――知っているふりをする嘘と知らないふりをする嘘――に関与する脳領域の特定を試みた。被験者はまずPETによる撮像の前に、20種類の出来事（例：塗り絵をする、楽器を弾く等）を経験した。これらの出来事を経験する際には、必ずその出来事に特異的な物品が少なくとも1つ使用された。PET撮像中に被験者は、これら20物品の写真と使用していない20物品の写真が呈示され、それらの物品が示す出来事の経験の有無について、正直な回答もしくは嘘の回答をするよう求められた。すなわち、（a）実際に使用した物品の写真が呈示され、その出来事を経験したかどうかについて正直に答える条件、（b）実際に使用した物品の写真が呈示され、その出来事を経験したかどうかについて嘘をつく条件、（c）使用したことのない物品の写真が呈示され、その出来事を経験したかどうかについて正直に答える条件、（d）使用したことのない物品の写真が呈示され、その出来事を経験したかどうかについて嘘をつく条件、の4種類の課題である。被験者は先行研究で行われているようなボタン押しによる反応ではなく、口頭で知っているか否かを回答した。

　画像データの解析からは、嘘をつくときは正直に答えるときに比べ、左背外側前頭前野、右腹外側前頭前野、右背内側前頭前野、右前部帯状回に賦活が認められた（図2-2）。これらの領域のうち、左背外側前頭前野、右腹外側前頭前野、右背内側前頭前野については、知っているふりをする嘘と知らないふりをする嘘の両方で賦活が認められていた。その一方で、右前部帯状回については、知らないふりをする嘘の際に特異的に活動することが明らかになった。つまり、前頭前野は嘘という認知過程に普遍的に関与している可能性がある一方で、前部帯状回は嘘それ自体というよりはむしろ、過去の記憶に対する葛藤などの嘘に付随するプロセスに関与している可能性が示唆されたと言える。

　このように健常被験者を対象とした脳機能画像研究では、賦活している位置の違いが研究間で認められるものの、嘘をつくプロセスに前頭前野が関与していることが一貫して報告されている。ちなみに筆者らは後の研究において、嘘に関わる脳活動と記憶のエラーに関わる脳活動を比較した。この場合、どちらの条件でも被験者は真実とは異なる回答をしているが、前者は意図的、後者は意図的ではない。この比較においても、筆者らは嘘における背外側前頭前野の賦活を確認しており、この領域は意図して嘘をつくプロセスに関与している可能性が高いと言える（Abe et al. 2008）。また筆者らは、背外側前頭前野が、嘘をつく対象となる出来事が情動的なものであろうとなかろうと、一貫して賦活されることも報告しており、この領域は他の前頭前野の下位領域に比べ、より普遍的な役割を果たしている可能性がある（Ito et al. 2011）。ただし、これらの脳機能画像法による研究には、大きな弱点が存在する。脳機能画像研究からは、賦活が認められた領域が嘘をつく過程に必須であるかどうかは、厳密には証明することはできない。ある領域が特定の認知過程に必須であるかどうかは、その領域の機能が失われた場合に、その認知過程が障害され

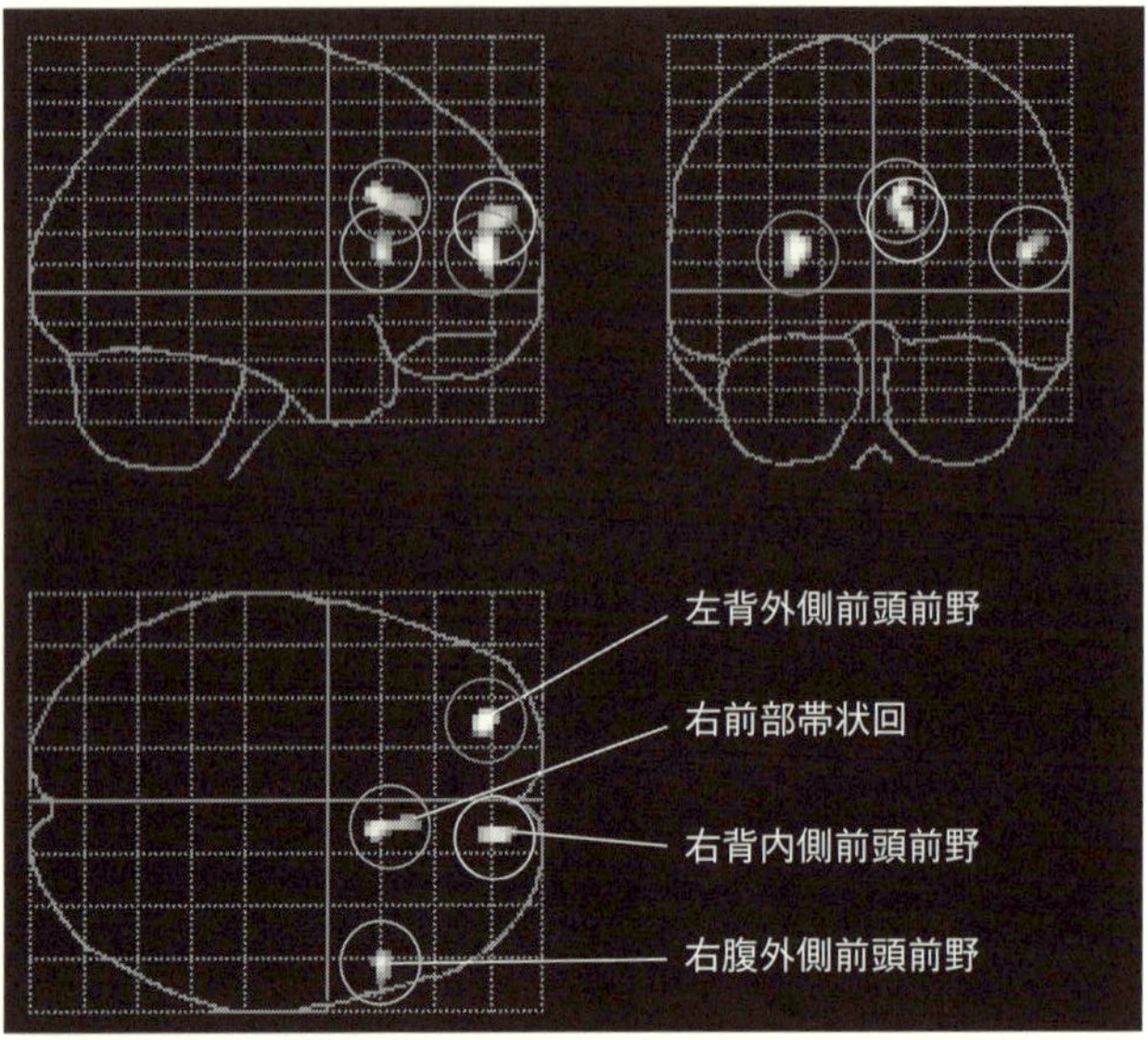

図 2-2　透視図に図示された画像解析の結果（Abe et al. 2006 より改変）

左上の図は左右方向、右上の図は前後方向、左下の図は上下方向の透視図となっている。知っているふりをする嘘と知らないふりをする嘘をつくときにはどちらも、前頭前野の賦活が認められたが、前部帯状回の賦活は知らないふりをする嘘に特異的であった。

るかどうかを確認する必要がある。またこの点とも関連して、嘘をつくプロセスに前頭前野内のどの領域がより重要であるかも、上述の脳機能画像研究から特定することは困難である。

筆者らはこの問題点を克服するために、脳損傷患者を対象とした研究を行った（Abe et al. 2009）。この研究において筆者らが対象としたのは、パーキンソン病の患者群である。パーキンソン病は振戦、筋固縮、無動といった運動症状を主徴とする神経変性疾患であるが、前頭前野の機能低下のために、遂行機能障害と呼ばれる認知機能障害を伴うこともある。また、「真面目」「勤勉」「正直者」といったように、性格に一定の傾向を示すことも多くの研究によって示唆されており、これらの性格傾向は疾患による脳の病理変化に由来している可能性が指摘されている（Ishihara & Brayne 2006; Menza 2000）。筆者らは「正直者」すなわち、嘘をつかないというパーキンソン病患者群における性格傾向が、実際には脳の病理変化、特に前頭前野の機能低下に伴う遂行機能障害に起因している可能性を想定した。つまり、パーキンソン病患者は、嘘をつかないのではなく、嘘をつけないのではないか、という仮説である。

この仮説を検討するため、パーキンソン病患者32名、健常対照者20名を対象に、以下の認知課題を施行した。48枚の写真（生物および物品）の学習後、学習した写真48枚に学習していない写真48枚を加えた写真の再認課題を行った。再認課題では、動画上に4名の人物がランダムな順序で登場し、写真を見たことがあるかどうかを1枚ずつ、パーキンソン病患者および健常対照者に質問した。写真を見たかどうかを口頭で答える際には、動画上の4名のうち1名に対して一貫して嘘をつくよう教示された。また、パーキンソン病患者群に対しては、認知課題とは別の機会に、安静状態における^{18}F-FDG（fluorodeoxyglucose：フルオロデオキシグルコース）を用いたPETの撮像を行った。このPET撮像では、脳の糖代謝を測定することが可能であり、この研究では嘘をつく課題の成績低下と相関して、糖代謝が低下している領域を解析した。

結果としては、健常対照群に比べ、パーキンソン病患者群では嘘をつく課題で有意に成績が低下していた。またこの課題成績の低下は、左背外側前頭前野および右前部前頭前野における糖代謝の低下と有意に相関していた（図2-3）。注目すべき点は、この左背外側前頭前野が、先に述べた筆者らによる健常被験者を対象としたPET研究（Abe et al. 2006）で賦活が認められた左背外側前頭前野と、ほぼ重なることである。これらの結果は、嘘をつかないというパーキンソン病患者群の性格傾向が、実際には前頭前野の機能低下による認知機能障害に由来している可能性を示唆している。また、この研究成果は、前頭前野が嘘をつく過程に必須であることを明らかにすると共に、前頭前野の中でも背外側前頭前野の重要性を明確にしたものと言える。

さて、これまで紹介してきた嘘の神経基盤に関する研究では、嘘を科学的に研究する上では見過ごせない重要な問題点が残されている。それは実験に参加している被験者が、実験者から嘘をつくように指示されている点にある。嘘をつくことが実験で正当化されていれば、被験者は嘘をつくことによる緊張感もなければ罪悪感も生じない。本来、嘘は相手にばれないようにつこうとするものであり、嘘をつくことが相手にあらかじめ把握され、かつ許容されている状況下では、

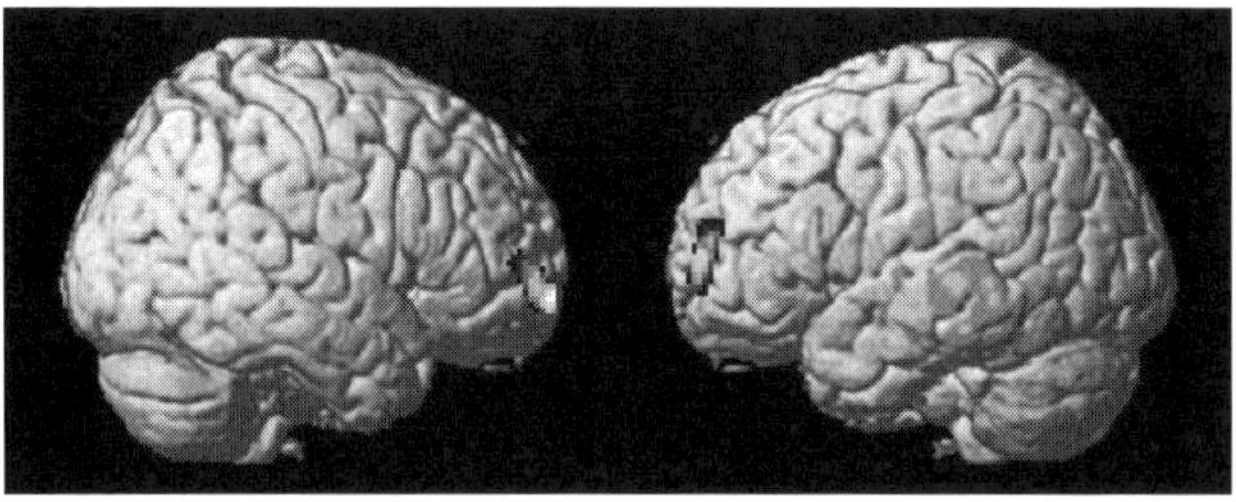

図 2-3　標準的な脳の表面に図示された画像解析の結果（Abe et al. 2009 より改変）（カラー口絵参照）

パーキンソン病患者群では、嘘をつく課題の成績低下と相関して、両側の前頭前野の糖代謝が低下している。

現実世界における嘘とは言い難い。したがって、「真実とは異なる回答をする」という点においては、上述の研究は嘘をつく脳のメカニズムにアプローチしていると言えるが、高度な社会的認知機能が関与する嘘の脳内メカニズムにアプローチしていると言うことはできない。

こうした問題点を解決するため、筆者らは複数の実験者（実験者A、実験者Bとする）を利用して、従来とは異なるパラダイムによるPET研究を行った（Abe et al. 2007）。PETによる撮像中、被験者は48種類の自伝的出来事に関する記憶（例：通っていた小学校の名前）について実験者Aから質問をされた。PETはfMRIとは異なり、撮像中でも被験者と実験者が直接コミュニケーションをとることが可能であるため、実験者の質問と被験者の回答は、どちらも口頭で行われた。実験条件は4条件（1条件につき12の質問）であり、2条件では正直に答えるように、残りの2条件では嘘をつくように、被験者に対して実験者Aから指示があった。ただし、正直に答えるよう指示があった2

条件のうちの1条件では、撮像が始まる直前に実験者Bから被験者に対し、この実験の本当の目的は実験者Aをだますことであるため、質問に対して嘘をつくことで実験者Aをだますように指示が行われた。この教示の間は、実験者Aは実験室を離れており、教示は実験者Bと被験者との間だけで行われた。同様に、もともと実験者Aから嘘をつくよう指示があった2条件のうちの1条件では、撮像直前に実験者Bから被験者に対し、質問に対して正直に答えることで実験者Aをだますように指示が行われた。つまり、この実験の重要なポイントは、事実とは異なる回答をするというプロセスと、相手をだますというプロセスに関わる脳のメカニズムを、それぞれ明らかにすることであった。

結果としては、まず相手をだますか否かにかかわらず、事実とは異なる回答をする場合には、正しい回答をする場合に比べ、左背外側前頭前野の賦活が認められた。この知見は、先に紹介した筆者らの研究成果とも矛盾しないものである。次に、回答内容の正誤にかかわらず、相手をだまそうとする場合は、そうでない場合に比べ、左腹内側前頭前野と左扁桃体の賦活が認められた（図2−4）。前節でも述べたとおり、腹内側前頭前野や扁桃体は情動の発現や制御に関わっており、対人場面でのヒトの行動に重要な役割を果たしている。この研究においては、相手をだまそうとするプロセスに伴って喚起される情動的な反応や、それを悟られないように制御しようとするプロセスを反映しているものと思われる。実際、筆者らは実験後に被験者に、各実験条件における罪悪感と不安感についても質問しているが、実験者Aをだまそうとする条件では特に不安感

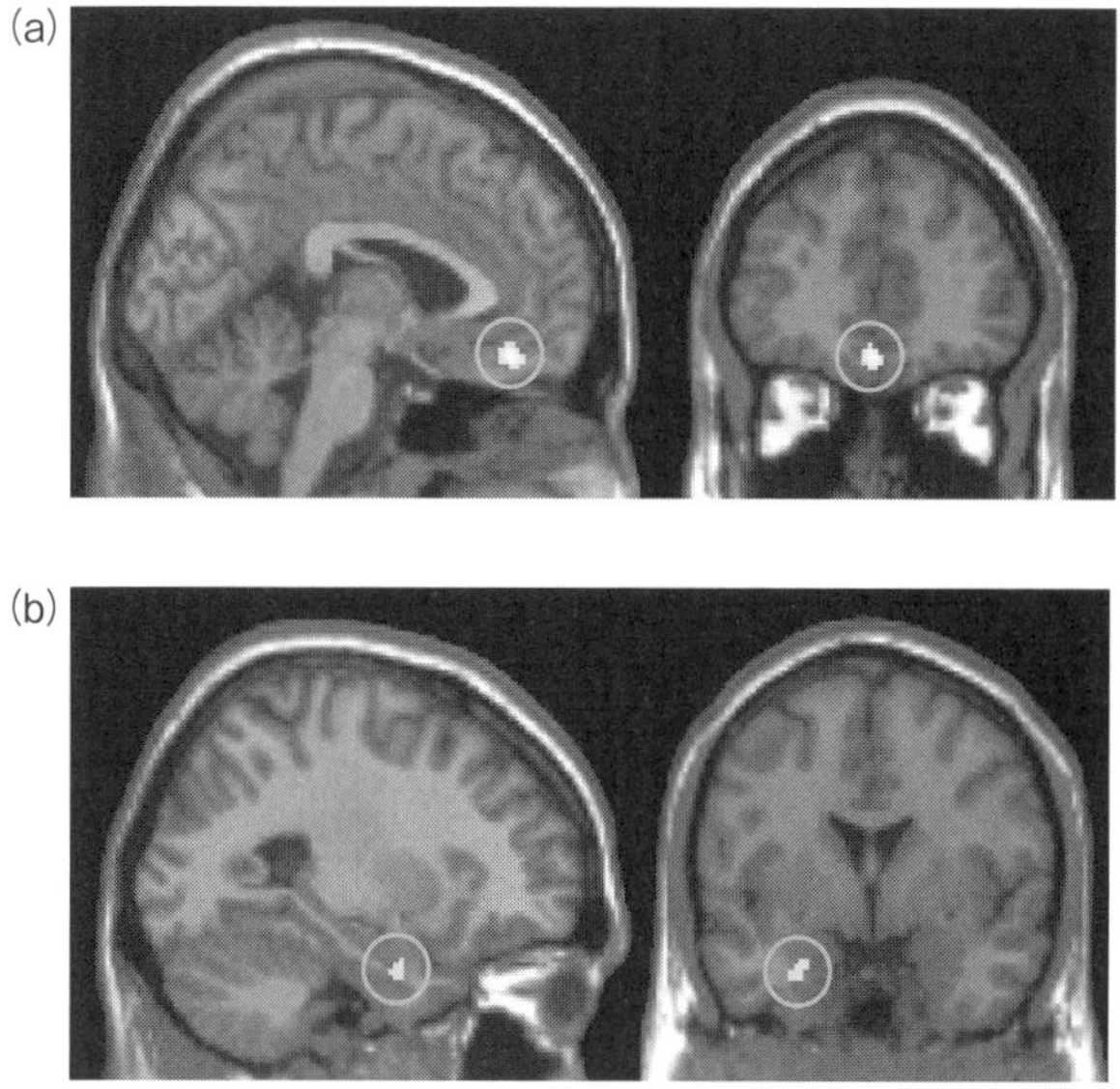

図 2-4　標準的な脳の MRI 断面に図示された画像解析の結果
（Abe et al. 2007 より改変）（カラー口絵参照）

(a) 左腹内側前頭前野と (b) 左扁桃体の賦活は、事実とは異なる回答をするプロセスではなく、相手をだまそうとするプロセスに関与していることが明らかとなった。

が有意に上昇していたことを確認している。またこの研究からは、右前部前頭前野が、事実とは異なる回答をするプロセスと相手をだまそうとするプロセスの両方で、有意に活動が増加することが示された。前部前頭前野についても前節で述べたとおり、複数の認知過程を統合する役割を担っている可能性が指摘されており、そうした知見に矛盾しないものと思われる。

　上述の筆者らの研究（Abe et al. 2007）によって、嘘をつくプロセス、特に相手をだまそうとするプロセスに腹内側前頭前野が関与している可能性が示唆された。この領域は眼窩前頭皮質（基本的には、前頭葉の底面の皮質を指す）の内側面とも重なる領域であり、眼窩前頭皮質と嘘の関係についてはヤングら（Yang et al. 2005; Yang et al. 2007）による興味深い研究が報告されているので、ここで紹介しておきたい。ヤングらが研究を行ったのは、明確な目的の有無にかかわらず繰り返し嘘をついてしまう病的な嘘と、脳の構造との関係性についてである。対象は、病的な嘘を呈する群、病的な嘘は見られないが反社会性人格障害を呈する群、健常対照群の３群であり、ＭＲＩによる脳形態画像の撮像が行われた。画像解析の結果、興味深いことに病的な嘘を呈する群は、他の群に比べ、前頭前野における白質（皮質内部にある神経線維）が増加していることが明らかとなった（Yang et al. 2005）。さらにその後の解析では、前頭前野の中でも特に眼窩前頭皮質付近の白質が増加していることが明らかとなった（Yang et al. 2007）。ヤングらは、病的な嘘の背景には、こうした前頭前野における白質の増加が関与していると考察している。注意すべき点としては、これらの研究からは因果関係がわからないことである。つまり、病的な嘘を繰り返すことで前頭前野の白質が増加したのか、前頭前野の白質の量が多いために病的な嘘をつくようになったのか、どちらが真実かは判断できない。今後のさらなる研究が必要と思われるが、病的嘘と脳構造との関係について明確なエビデンスを示した点で、ヤングらの研究は非常に意義が大きいと言えよう。

筆者らのＰＥＴ研究（Abe et al. 2007）からは前頭前野のみならず、扁桃体が嘘をつくプロセスに関与している可能性も示されたが、実は扁桃体と嘘の関係については、約20年前に報告されたセラルら（Sellal et al. 1993）による反射性てんかんの症例報告にも記載がある。反射性てんかんとは、ある特定の刺激によって誘発されるてんかんであり、大抵は光や音といった感覚刺激が発作の引き金となる。しかしセラルらが報告した患者は、極めて珍しいケースであり、嘘をつくことが発作の引き金となっていたのである。発作のうち、実に3分の1以上は、患者が仕事のために嘘をついているときに起きたと報告されている。ちなみにこの症例は、いわゆるユーロクラートと呼ばれるＥＵ（欧州連合）機関の職員であり、欧州経済共同体の加盟国との交渉の際に、嘘をつかなければいけない状況が少なからずあったようである。ＭＲＩ検査では、約３㎝の大きさの髄膜腫が発見され、右内側側頭葉——特に扁桃体付近の前方領域——を圧迫していることが明らかとなった。セラルらは、嘘をつく際に情動的な反応が惹起されると共に扁桃体が反応し、その結果てんかん発作が引き起こされると解釈している。この研究はあくまで1名の患者の報告であり、扁桃体が嘘をつく過程に関与している可能性も、てんかんという症状から推論しているにすぎないため、強固なエビデンスとみなすことはできない。しかしながら、実験室的な嘘ではなく、現実社会における嘘と脳のメカニズムに関する知見を報告している点、また前頭前野以外の領域が嘘をつく過程に直接的に関与している可能性を示唆している点で、この報告は非常に貴重なものと言えるだろう。

筆者らの報告したＰＥＴ研究（Abe et al. 2007）は、それまでの研究に比べれば、より現実世界に近い嘘の脳内メカニズムにアプローチしていると思われる。しかし結局のところ、特殊な状況下とはいえ実験者からの指示が行われていた点では、被験者は自らの意思で嘘をついたとは言えない（Sip et al. 2008）。グリーンら（Greene & Paxton 2009）が最近報告したｆＭＲＩ研究は、こうした問題点を踏まえた上で、非常にユニークな実験パラダイムを用いており、より現実世界に即した嘘の神経基盤にアプローチしていると言えるので、ここで紹介したい。彼らが研究で用いているのは、コイントスを利用した実験パラダイムである。被験者は各試行ごとに、コンピュータ上で呈示されるコイントスの結果――コインが表か裏か――を予測し、ある条件Ａでは被験者は自分の予測をボタン押しによって記録するが、別の条件Ｂでは被験者は自分の心の中でのみ予測を行い、ボタン押しはランダムに行う。その後コイントスの結果が呈示され、被験者は自分の予測が正しかったかどうかをボタン押しによって報告し、正解の場合には金銭報酬が与えられる（不正解の場合には金銭を失う）。したがって条件Ｂにおいては、コイントスの結果の予測が当たっていたかどうかは、被験者の自己報告に基づくため、極端な例ではすべてのコイントスの結果を正しく予測できたと嘘をつくことが可能である。つまり、条件Bにおけるコイントスの予測結果が、偶然の確率（50％）を有意に超えている被験者は、金銭報酬を得るために嘘をついていたとみなすことが可能という実験デザインである。当然ながら被験者には、この課題が嘘の脳内メカニズムを調べるための実験であることは、前もって知らされてはいない。あらかじめ被験者に伝えられるのは、ランダムなイベントを予測する能力に関する実験であるということである。

グリーンらは、条件Bにおけるコイントスの予測の正答率が高い群を不正直な群、正答率が低い群——すなわち、偶然の正当確率である50％に近い被験者群——を正直な群として、脳活動の解析を行っている。その結果、不正直な群では条件Bにおいて予測が正解したと報告した場合（偶然の確率を超えている部分については、嘘をついている）と、不正解であると報告した場合（割合としては少数であるが、正直に答えている場合）は、条件Aでの正解の場合と不正解の場合と比較して、どちらも前頭前野の有意な賦活が認められた。一方、正直な群では条件Bにおいて予測が正解したと報告した場合（偶然の確率を超えていないため、嘘はついていない）と、不正解であると報告した場合（正直に答えている場合）は、条件Aでの正解の場合と不正解の場合と比較して、どちらも前頭前野の有意な賦活は認められなかった。グリーンらはこれらの結果の中でも、特に正直な群において前頭前野の賦活が認められなかった点に着目している。彼らの主張は、一貫して正直な行動をとる被験者は、意志の力で金銭報酬への誘惑を打ち消しているというよりはむしろ、金銭報酬への誘惑が存在しないため、前頭前野によるコントロールを必要としないのではないか、というものである。この研究では、不正直者（嘘つき）と正直者とを課題成績から分離し、それぞれの脳活動パターンを明らかにした点が大きな前進と言えるだろう。今後の嘘の脳内メカニズムに関する研究において、実験者から指示されて嘘をつくプロセスではなく、被験者が自発的に嘘をつくプロセスを研究する際には、グリーンらのパラダイムを応用することで、より現実世界に近い嘘の神経基盤を調べることができると思われる。

グリーンらによる研究以外にも、現実世界に即した嘘の神経基盤を明らかにしようという試みがなされており、最近では対人のゲームを実験パラダイムに用いた研究が注目を集めている。ここではゲームを利用することで、いち早く成果を報告したバウムガートナーら（Baumgartner et al. 2009）による研究を紹介したい。彼らが用いているのはエコノミックトラストゲームと呼ばれるものであり、このゲームでは２名のプレイヤーが必要となる。各試行において、まずプレイヤーＡは２ドルを受け取り、相手のプレイヤーＢを信用してその２ドルを預けるか否かを選択する。Ｂを信用して預けた場合、その２ドルは増額され、実際にはＢは10ドルを受け取ることができる。その後ＢはＡに半額の５ドルを渡すか、あるいは全く渡さないかを選択する。つまりこのゲームではお互いが相手を信用していれば、共に利益を得ることができるが、一方が相手を信用していない場合には、利益を得ることができるのは片方のプレイヤーのみとなる。バウムガートナーらの研究では、プレイヤーＢがあらかじめ、プレイヤーＡに対して金銭を分配するかどうかを宣言する条件を設定し、プレイヤーＢ側を被験者としてｆＭＲＩによる撮像を行っている。そして、プレイヤーAに金銭を渡すと約束していたにもかかわらず、実際には金銭を分配しなかった試行――つまり約束を破った試行――を不正直な行動として解析し、その結果を欺瞞行動の神経基盤の枠組みで論じている。彼らは背外側前頭前野や前部帯状回、扁桃体といった認知的コントロールや情動の処理に関わる領域が、不正直な行為（この研究では約束を破る行為）の神経基盤であると報告している。

その他のゲームを利用した研究としては、シップら（Sip et al. 2010）による、サイコロを使ったゲームであるメイヤーを利用したｆＭＲＩ研究がある。メイヤーとは、基本的にはサイコロの目の強さを競わせるゲームであるが、その過程でブラフ（はったり）を利用したり、あるいは相手のブラフを見抜くことで、勝敗に大きな影響を与えられるようルールが設定されている。シップらが報告している主な成果は、嘘をつくときでも正直な答えをするときでも、どちらも前部前頭前野の賦活が認められるというものであった。彼らはこの手のゲームにおいては、嘘と正直な行為の差は必ずしも明確ではないことを指摘しつつ、前部前頭前野がこうした状況下において、高度なストラテジーを利用することに関与していると結論付けている。また、バットら（Bhatt et al. 2010）による物品の取引を利用した研究も、嘘の脳内メカニズムを考える上で貴重な知見を提示している。彼らが用いたゲームでは、最初にある物品の価値が決められ、その情報が買い手にのみ伝えられる。それに対して買い手と売り手がそれぞれ、実際にはどのくらいの価値で買いたいか、売りたいかを互いに提案する。当然、買い手はより安い価値で、売り手はより高い価値での売買を希望するが、売り手の提示する価値が本来の物品の価値を上回ってしまうと、売買が成立しなくなってしまうというジレンマがある。このような状況において、より多くの利益を得るために、提案する価値について戦略的な嘘をつく被験者群（買い手側）は、右背外側前頭前野と左前部前頭前野の有意な賦活が認められた。バットらは、右背外側前頭前野の活動が、嘘に伴う認知的なコントロールやワーキングメモリに関与し、左前部前頭前野の活動が、将来的な報酬を見据えて長期的な目標を設定することに関与していると結論付けている。彼らはまた、ゲームを用いた課題を利用することで、行動とその背景にある神経基盤の個人差を特定することが可能であると主張している。今後の嘘の神経基盤の研究においては、こうしたゲームを実験パラダイムに利用することは、非常に有効な手段であると考えられる。

　こうして見てみると、実験者から指示されて嘘をつく場合同様、被験者が自発的に嘘をつく場合も、前頭前野が重要な役割を果たしているようである。特に前部前頭前野と背外側前頭前野は、多くの研究で賦活が認められている。認知的なコントロールや情動の処理など、前頭前野はさまざまなプロセスを総動員している点で、「嘘をつく脳」と呼ぶことができるかもしれない。ただし前頭前野の役割の解釈において注意すべきことは、異なる研究間で同じ前頭前野の下位領域が活動しているからといって、どの局面でも同じ働きをしていると結論できるわけではないことである。同じ領域の賦活とはいえ、他の領域との機能的結合の度合いは用いられている課題によって大きく異なってくる。また同じ領域内でも、時間の経過と共に、表象されている情報や処理の様式が変化することも想定されるが、時間分解能が秒単位のｆＭＲＩではその詳細なメカニズムを知ることはできない。したがって、「嘘をつく脳」の研究のゴールはまだまだ遠いと言える。今後はさらに実験によるエビデンスを蓄積すると共に、嘘の脳内メカニズムについての理論的モデルを構築していくことが重要であろう。

おわりに

本章では嘘をつく脳のメカニズムについて、これまでに報告されている研究の中から、重要と思われる研究成果のいくつかを紹介した。初期の研究では主に、事実とは異なる回答をするプロセスに関与する前頭前野の役割が明らかにされてきたと言える。こうした研究は先にも述べたように、実験者からの指示に基づいて被験者が嘘をついているのであって、現実世界における嘘と同一のものとみなすことはできない。こうした問題点を踏まえた上で、ここ数年の研究は、より現実世界に即した嘘の脳内メカニズムを明らかにしていると言えるだろう。これまでの研究からは前頭前野、中でも背外側前頭前野がヒトの嘘に重要な役割を果たしていることは、ほぼ間違いないと思われる。また、前部前頭前野もさまざまな実験パラダイムで賦活が認められており、嘘をつくためには重要な領域のひとつとみなしてよいと考えられる。さらに、腹内側前頭前野や扁桃体も、情動や社会的認知といった点で、背外側前頭前野や前部前頭前野とは別の重要な役割を果たしていると考えられる。また、これまでの研究ではあまり注目されていないものの、嘘という行為が基本的には何らかの目的に基づいていることを考えれば、報酬の処理に関わる脳のメカニズムも、重要な役割を果たしている可能性があると筆者らは考えている。しかし、これらの領域間の機能的連関など、より踏み込んだ結論に至るには、さらなる研究成果の蓄積が必須である。また、これまでに用いられている実験パラダイムは研究間で大きく異なっているため、今後はより全体的な理論的枠組みの中で、得られた知見を吟味していく必要性がある。

最後に、脳機能画像法、特にｆＭＲＩによる嘘発見の可能性について触れておきたい。脳機能画像法の著しい進歩に伴い、ｆＭＲＩをポリグラフに代わる嘘発見器として利用できないかという関心が高まりつつある。これは至極当然の関心であり、実際にポリグラフを越える精度が期待できるのであれば、嘘発見の現場でも役立つ可能性はある。しかしながら現状では、筆者らはｆＭＲＩを嘘発見器として利用することには否定的である。最近、米国では裁判所の判事が、ｆＭＲＩによる嘘発見が信頼性に乏しく、学術的にも受け入れられていないことを理由に、法廷の場で証拠として利用するのは許可されるべきではないと判決を下している。実際、検出される脳活動のパターンには大きな個人差があり、個人レベルでｆＭＲＩを嘘発見に応用するのは困難と言わざるを得ない。また最近では、ｆＭＲＩでの嘘発見における被験者のカウンターメジャー（嘘がばれないようにするための対抗手段）の効果も調べられており、被験者がカウンターメジャーを用いた場合には、脳活動パターンから被験者が嘘をついているかどうかを識別するのは、非常に困難になるとの成果が報告されている（Ganis et al. 2011）。このように、ｆＭＲＩを嘘発見器として使用するには、多くの問題点が存在している。

インドの法廷では数年前に、ｆＭＲＩではないものの脳波による嘘発見の結果を証拠採用し、結果として被告人に終身刑が言い渡されたケースがある。その被告人は実際に終身刑に値する罪を犯したのかもしれないが、脳波による所見を物的証拠や状況証拠と同列に扱うことは、冤罪を助長する可能性を考えれば、不適切であることは明白である。神経科学による嘘発見の成果を法廷に持ち込むことは、科学の観点からは妥当性を著しく欠いていると言わざるを得ないだろう。現段階では、嘘の脳内メカニズムはその全容が解明されているとは言えないことを十分に理解すると共に、慎重なスタンスで基礎的な研究成果を積み上げていくことが必要である。

3　顔認知の発達と情動・社会性

飯高哲也

はじめに

人の顔を見てそれが誰かを判断するという処理は、われわれが日常的に行っている認知的プロセスである。この顔の認知という問題は古くから心理学的に重要な研究分野であり、さまざまな行動実験が行われている。したがって多くの優れた総説が書かれており、中でもヤングらの提唱した顔認知モデルの妥当性は今日でも支持されている（Young et al. 1986）。そのモデルによると視覚的に呈示された顔のイメージは、まず図形としてその構造が入力される（structural encoding）。引き続き重要な情報は、顔認知ユニット（face recognition unit）と表情解析（expression analysis）に分かれて処理される。顔認知ユニットでの処理に引き続いて個人の同定や氏名・職業生成などの処理が行われる。最終的にこれらの情報は表情解析の結果も含め、高次な認知システム（cognitive system）で統合される。このモデルの特徴は後頭葉一次視覚野および視覚連合野における生理学的な知見を念頭に置き、顔の処理が早期に顔認知と表情解析に分離されると提案したことにある。

　このような顔認知に関わる研究は脳科学的にも重要であり、主に成人を対象とした実験が行われてきた。しかしわれわれの脳には、生まれた時から顔を優先的に認知する働きが備わっているという考え方もある。またそれが備わっていたとして、どのように発達していくのか未解明である（山口 2003）。近年の発達心理学では乳幼児と養育者の情動的なコミュニケーションが、後年の対人関係の発達や社会生活に影響を及ぼすと考えられている（大藪他 2004）。言語発達が未成熟な場合は、コミュニケーションは表情やしぐさなど非言語的表現にならざるを得ない。したがって乳幼児期からの顔認知の発達が、思春期以降の社会性の発達に関係していることが予想される。本章の前半ではこの点に焦点を当て、非侵襲的脳機能計測法を用いた顔認知とその発達に関して述べることにする。さらに後半では情動と社会性の障害としての自閉症スペクトラムに焦点を当て、その脳科学的な顔認知研究について述べる。

非侵襲的脳機能計測法を用いた顔認知研究

ここで本章において述べられる、いくつかの非侵襲的脳機能計測法について概説しておく。近年のポジトロン断層撮像（ＰＥＴ）や機能的磁気共鳴画像（ｆＭＲＩ）などを用いた脳賦活検査では、顔認知システムの脳内機構を非侵襲的に研究することが可能である。この分野の研究にもすでに多くの文献があり、優れた総説も発表されている（Kanwisher & Yovel 2006）。側頭葉下面にある紡錘状回の活動が、顔認知に密接に関わっていることはｆＭＲＩにより詳細に調べられている。正面顔の写真とさまざまなオブジェクトの写真を呈示すると、紡錘状回が顔に対して強い賦活を示すのである。現在では顔認知に関わる紡錘状回領域のことを、Fusiform Face Area（ＦＦＡ）と呼んでいる。またハクスビーらの仮説によると顔の初期知覚は下後頭回で、顔自体の処理は紡錘状回で、顔の動的な要素（視線、唇の動きなど）の処理は上側頭溝でそれぞれ行われる。したがって顔認知モデルにある構造コード化（structural encoding）は下後頭回、顔認知ユニット（face recognition unit）は紡錘状回、表情分析（expression analysis）は上側頭回にそれぞれ対応する（Haxby et al. 2000）。

このような脳賦活検査を用いた研究では神経活動の空間的情報は得ることができるが、時間的情報を得ることは難しい。そこで用いられるのが、事象関連電位（ＥＲＰ）である。非侵襲的に頭皮上電極から得られたＥＲＰでは、ベンティンらが顔呈示後約１７０ミリ秒で両側頭部の電極に出現する陰性電位（Ｎ１７０）を報告している（Bentin et al. 1996）。これらの側頭葉領域に見られる陰性成分は、家より顔の画像で電位が大きいことから顔認知に関わっているとされている。しかしＮ１７０の起源については、側頭葉の下面、側面、あるいはその両者という異なった意見がある。筆者らは同じ被験者に対して別セッションで、同じ顔認知課題を用いてｆＭＲＩとＥＲＰを測定した（Iidaka et al. 2006）。さらに得られたＥＲＰのＮ１７０電位とｆＭＲＩ信号との相関を検討した。顔と家でのＮ１７０の差分電位と、ｆＭＲＩでの顔と家の差分画像との間でボクセル単位で相関を計算した結果、Ｔ６電極と紡錘状回の間に有意な相関を認めた。この結果はｆＭＲＩで計測された紡錘状回の信号と、ＥＲＰのＮ１７０電位との強い関係を示唆するものである。

乳幼児や患者群を用いた研究では、ｆＭＲＩやＥＲＰを用いることが困難な場合も多い。近年ではこれらの被験者を対象として、近赤外線スペクトロスコピー（光トポグラフィーとか近赤外光イメージングとも呼ばれる。Near-infrared spectroscopy; ＮＩＲＳ）を用いた実験が行われるようになった（山口 2003）。この手法では頭皮上に置いたプローブから近赤外光を放射し、それが頭蓋内で散乱して戻ってきたところをプローブで受光する。このときの近赤外光の減弱の程度で、プローブ直下にある脳組織における酸素化および脱酸素化ヘモグロビン値の変化を計測する。このヘモグロビン値の変化は局所の脳血流量を表し、ｆＭＲＩで計測される信号変化と相関を示すことが報告されている。ＮＩＲＳは実験に対する協力が困難な被験者に対して、非侵襲的で簡便な脳機能計測法として本邦を中心に開発が進んでいる。

顔認知と情動の発達

心の中に情動的な変化が起こるときには、当然のことながら表情となって現れる。一般的に喜怒哀楽の感情は、6つの基本表情として表現されると考えられている。さらにこの6種類の基本感情は、世界中のどの人種においても共通して認められる。それらは、喜び（happy）、怒り（angry）、嫌悪（disgusted）、悲しみ（sad）、恐怖（fear）、驚き（surprised）の6つである（エクマン & フリーセン 1987）。しかし人は生まれながらにして、このような基本感情を持っているわけではない。生まれた時の乳児は空腹や口渇など内的で生理的な欲求、あるいは環境から身体に与えられた刺激により情動反応を示す。この反応はポジティブまたはネガティブなもので、成人と比べてはるかに未分化な状態である。乳幼児が次第に周囲の環境を把握できるようになると、養育者とのコミュニケーションが成立するようになる。このような関係にはまだ言語的要素は少なく、多くは情動的なコミュニケーションである。乳幼児は発達するにつれて、養育者の表出する感情を模倣しながら複雑な感情を分化させていくと考えられている。この過程には当然のことながら、養育者の表情とその認知が関係している。

生後数ヵ月から半年で、乳幼児と養育者との間で共同注意という現象が成立する（大藪 et al. 2004）。これは養育者が乳幼児以外の対象に視線や注意を向けた場合に、乳幼児も同じものに対して注意を向ける現象である。この時点で養育者と乳幼児という2者の関係性から、他者または他の対象を含めた三項関係が成立するようになる。さらに乳幼児が自分の知らない対象に接したときの反応は、養育者の同じ対象に示す情動的反応から学習したものになる。たとえば母子が2人きりでいる部屋に、ヘビの模型を入れたとする。乳幼児はヘビに初めて対面するので、それが一般的に成人では恐怖の対象であることを知らない。しかし母親がヘビに対して恐怖や不安を示せば、乳幼児は母親の反応を自然と学習するのである。これは社会的参照と呼ばれ、成長した後の社会性の獲得や発達と関連が深い現象である。このように乳幼児期からの情動発達は、対人コミュニケーションだけでなく社会的行動などに影響を与えている。したがって発達過程で養育者の表情や声の抑揚などを含む情動体験を重ねることは、性格傾向や対人コミュニケーション能力などを育む上で極めて重要なことと言える。

乳児を対象にしたＮＩＲＳ研究

次に乳児を対象とした顔認知の研究で、脳内の反応をＮＩＲＳを用いて計測した報告について述べる。１歳未満の乳児を対象にして脳機能を計測するには、その手法が特段に非侵襲的であることに加えて拘束性の少ないことが重要である。一般的に乳幼児には教示が行えないので、被験者の注意が自然に向くような課題を作成する必要がある。さらに注意が向いたとしても、それを維持する時間に制限があるため長時間にわたる検査は不可能である。乳幼児用のＮＩＲＳプローブを新たに制作し、装着時の違和感などを軽減することも必要である。

５〜８ヵ月の乳児を対象に、正立顔と倒立顔を見ているときの側頭部における反応を調べた報告がある（Otsuka et al. 2007）。成人における行動実験の結果から知られているように、倒立した顔に対する反応は正立した顔のそれと比較して大幅に低下している。これは、倒立顔効果と呼ばれる現象である。正立顔と倒立顔は、図形としての性質は全く同じである。しかし倒立顔では普段われわれが何気なく行っている、顔に対する全体的処理がうまく行えない。倒立顔に対するこのような現象が、その成績低下の原因と考えられている。乳児ではボタン押しなどの課題が行えないので、従来は注視時間の長短などで被験者が注意を向けているかどうかを判断していた。そのような実験でも乳児における倒立顔効果は認められていたが、より客観的で生理学的な指標が求められていた。

この研究では５人の女性の顔写真（真顔）と５つの野菜の写真を被験者に呈示し、そのときの脳活動を両側の側頭部領域から計測した。正立顔が出た場合には倒立顔が出た場合と比較して、右半球において脳の反応が異なっていた。すなわち正立顔の場合には倒立顔と比較して、酸素化および全ヘモグロビン量が有意に高かったのである。この結果は成人における倒立顔効果と類似したメカニズムが、生後６ヵ月前後の乳児においても働いている可能性を示唆するものである。また顔認知の右半球優位性という多くの研究で支持されている現象が、乳児において確認できた点でも有意義である。従来の成人を対象としたｆＭＲＩ研究などから、本実験におけるＮＩＲＳで計測された脳部位は上側頭回周囲であろうと推測されている（図３-１、図３-２）。

われわれは見知った顔の同定については、その顔がたとえば横向きであってもある程度は正確に可能である。このことは正面顔で学習した視覚情報を、横顔に対しても応用することができることを示している。このような能力は成人では当然のことであるが、乳児では大体６ヵ月前後で獲得されることが行動実験で示されている。５ヵ月と８ヵ月の乳児を用いて、正面顔と横顔を見ているときの脳活動をＮＩＲＳで調べた実験が報告されている（Nakato et al. 2009）。右側頭部のプローブから得られた酸素化ヘモグロビン値は５ヵ月では正面顔のみで上昇していたが、８ヵ月では正面顔と横顔の両方で上昇していた。また、全ヘモグロビン値も同様の結果を示していた。

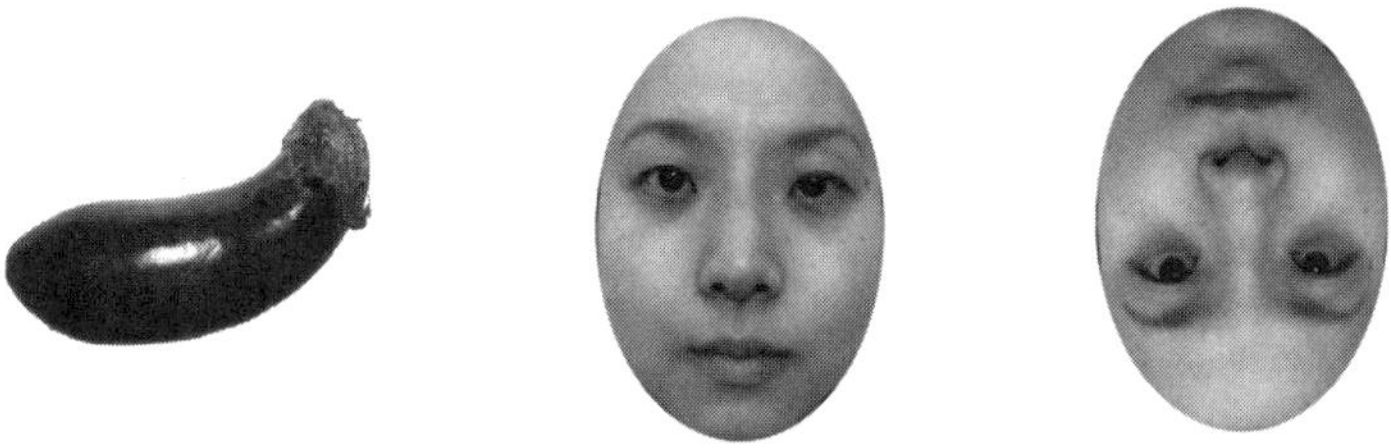

図 3-1　大塚ら（Otsuka et al. 2007）**で提示された画像の例**
左から野菜、正立顔、倒立顔。

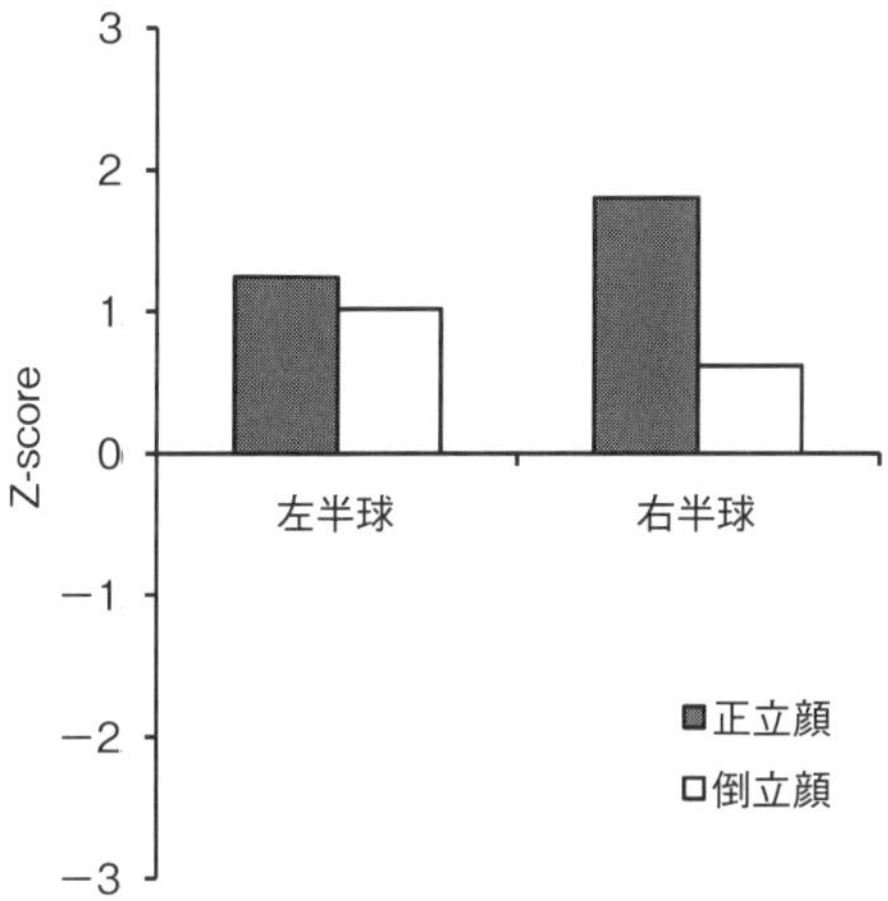

図 3-2　正立顔観察期間および倒立顔観察期間における野菜観察期間からの全ヘモグロビンの相対的変化

左側頭部のプローブでは、いずれも有意なヘモグロビン値の変化は認められなかった。これらの結果は、乳児では５ヵ月と８ヵ月の間で顔に対する脳の反応が発達をとげたことを示している。

さらに進んだ実験では顔の表情変化をポイント・ライト・ディスプレイで撮影し、その輝点の動きを見ているときの脳活動が計測されている（Ichikawa et al. 2010）。一般的に乳児では、静止画よりも動画のほうが注意を維持しやすいことが知られている。また顔以外では歩行を示すバイオロジカル・モーションの動画に対して、乳児の脳が反応を示すことが報告されている。驚きの表情を示すポイント・ライト・ディスプレイを正立条件と倒立条件で示し、ＮＩＲＳで側頭部の活動を計測した。その結果では７～８ヵ月の乳児では、右側頭部における酸素化ヘモグロビン値が正立した驚きの表情を示す条件で有意に上昇していた。したがってこの月齢では静止画像のみでなく、動画像の処理も右半球優位で行われている可能性が示唆された。

顔を用いた行動実験結果からは、生後７ヵ月頃になると相手の表情の区別が可能になることが知られている。しかしこの頃の乳児はまだ６つの基本感情が十分に発達しておらず、ポジティブとネガティブという極性の情動反応を示すことが予想される。視覚刺激として笑顔と怒り顔を呈示して、６～７ヵ月の乳児の側頭部からＮＩＲＳで脳活動を計測した研究がある（Nakato et al. 2011）。この実験では被験者の注意を維持するため、真顔とそれぞれの表情を４００ミリ秒ずつ連続して繰り返し呈示している。ＮＩＲＳの結果として、笑顔条件では刺激呈示が終了した後にもヘモグロビン値の上昇が持続していた。一方で怒り顔ではヘモグロビン値の上昇は笑顔のように持続せず、刺激呈示中に低下を始めていた。この結果は、笑顔の生物学的な重要性を示していると解釈することも可能である。すなわち笑顔に対しては被験者の親和性が高いため、刺激に対する注意の維持が持続したと考えられる。また左側頭部におけるヘモグロビン値は笑顔条件で有意に上昇し、右側頭部は怒り顔条件で有意な上昇が認められた。これはポジティブ感情とネガティブ感情の左右半球間での処理の違いが、乳児にも認められるという興味深い結果である。

　顔の動きや表情の判断に加え、乳児における人物の同定はいつ頃から可能になるのだろうか。実際の生活場面では、視覚刺激だけでなく声や臭いなどの感覚情報が重要な役割を果たしていることが予想される。行動実験では新生児も母親の顔の区別がつくという報告があるが、総合的には生後1年までに養育者の顔の判断が可能になると言われている。しかし、その脳内における反応はほとんど調べられていない。7〜8ヵ月の乳児に母親の顔写真と見知らぬ女性の顔写真を呈示しているときの脳活動を、ＮＩＲＳを用いて計測した研究が報告されている（Nakato et al. 2011）。その結果として右側頭部の反応は母親と見知らぬ人の顔の両方に反応しており、それらを区別することはできなかった。一方で左側頭部の活動は、母親の顔では上昇するが見知らぬ顔では上昇しなかった。統計的には左側頭部の酸化ヘモグロビン値に、母親と見知らぬ顔の間で有意差があった。すなわち見知らぬ人の顔は右半球優位の活動を示すが、母親の顔は両側半球で活動を生じさせているのである。

幼児から児童を対象としたＥＲＰ研究

側頭部の電極から、顔に対して強く反応するＮ１７０という陰性電位が計測されることはすでに述べた。このＮ１７０は生後３ヵ月には出現しており、成長とともに変化しておおむね15歳頃には成人の波形に近づくことが知られている。この過程の中でＮ１７０の潜時や振幅だけでなく、波形も二峰性になるなどの変化が認められるという。このような脳波成分の変化には、成長に伴う脳形態の変化が関係していることが考えられる。すなわち脳回や脳溝の向きの違いにより、頭皮上から計測される電位とそのベクトルが変わってくるのであろう。プローブ直下の血流変化のみを反映するＮＩＲＳと、大きさと方向を持った神経細胞集団の活動を計測するＥＲＰの違いを考慮する必要がある。

幼児から学童を対象としたＥＲＰ研究の総説では、Ｎ１７０の潜時は年齢とともに短縮していくと報告されている（Taylor et al. 2004）。4～5歳では２００～２５０ミリ秒以上であった潜時は、14～15歳で成人と同じ１７０ミリ秒程度になる。振幅に関してはもっと複雑で、課題や年齢により異なるため一定の傾向はないようである。ＮＩＲＳでも取り上げられた倒立顔効果は、成人ではＮ１７０の潜時の遅延と振幅の増大として現れる。年齢別ではＮ１７０潜時の遅延は８～９歳で出現し、振幅の増大は10歳前後から出現する。興味深いことは10歳未満では、成人と反対に正立顔で倒立顔よりも振幅の大きなＮ１７０が出現していることである。この結果は乳児のＮＩＲＳで見られた、正立顔に対するヘモグロビン値の有意な増加と関連しているかもしれない。

7〜10歳と11〜14歳までの児童を対象として、表情認知におけるＥＲＰを成人の所見と比較した研究がある（Miki et al. 2011）。この実験では顔が呈示された後に出現する通常のＮ１７０ではなく、真顔から笑顔または怒り顔に変化する瞬間を起点としたＥＲＰを計測している。この課題では顔そのものに対する反応よりも、むしろ表情の変化に起因した脳反応が計測できることになる。実験では真顔から表情のついた顔に変化したときの、さらに１５０〜３００ミリ秒後に出現する後期成分が指標として用いられた。その結果として成人に比べて児童では、後期成分の振幅が大きく潜時も延長していた。したがって通常の静止した顔画像を用いた実験とはやや異なり、14歳の時点でも表情変化に伴う脳反応は成人とは異なることが示された。

小児の自閉症スペクトラムを対象とした研究

相手の表情からその感情を推察する能力は、感情的共感性（emotional empathy）と呼ばれ、対人コミュニケーションに必須の機能である。この心の働きは、自閉症スペクトラム障害（ＡＳ

Ｄ）や統合失調症で減弱していることが指摘されている。自閉症スペクトラム障害は社会性障害、対人コミュニケーション障害、言語発達障害などが特徴的な症状とされている（稲垣・大戸 2008）。自閉症の児童は表情からの感情理解や言外の意味処理などにおける困難があり、日常生活においても独特な話し方や態度を示す。統合失調症などの精神疾患でも情動の働きやその表出が減弱しており、相手の感情を推察する能力に障害があるとされている。一方で境界型パーソナリティ障害の患者では、反対に相手の些細な表情変化を大きく捉えて過剰な心理的反応を示すとされている。

ＡＳＤの顔認知に関する研究の総説では、患者では健常者と比較してＮ１７０が出現しにくく、また一般的に認められる右半球優位性が見られないとされている（稲垣・大戸 2008）。このような顔認知に関するＥＲＰと類似した所見が、その患者の両親にも認められるという。患児では正立顔に対するＮ１７０の潜時が遅延し、さらに倒立顔と正立顔での潜時の違いが認められないと報告されている。表情の変化に対してもＡＳＤ患者では、健常児童で認められるようなＥＲＰの後期成分における違いが出現しなかった。これらのＥＲＰ所見はＡＳＤ患者において特徴的な、相手の感情を推察する能力の低下と関連している可能性が高い。しかし一方で自閉症スペクトラムのひとつである広範性発達障害の患児（平均年齢11歳）では、同年齢の典型発達児と比較してＮ１７０の潜時が短く振幅が大きかったという報告もある（Gunji et al. 2009）。

自分や母親の顔とそれ以外の人物の顔を区別することは、日常生活の中では常に行われている認知プロセスである。このときの脳反応を広範性発達障害患者と同年齢の典型発達児とで比較した研究がある（Gunji et al. 2009）。ここではＮ１７０などの初期成分ではなく、３００ミリ秒前後で頭頂葉付近に出現するＰ３００を計測している。成人ではＰ３００の振幅は自己顔に対して最も大きくなり、次いで親しい人の顔、見知らぬ人の顔の順で減少した。つまり成人では、これらの顔刺激を脳波上では区別できることになる。これが典型発達児（平均年齢11歳）では自己顔と母親の顔の振幅は同等で、さらに見知らぬ人の顔ではそれらと比べて振幅が小さかった。すなわち児童では、自己と母親の区別がＰ３００ではできないことになる。同年齢の広範性発達障害で計測されたＰ３００振幅は、自己と母親と見知らぬ人の顔の間で差はなかった。この結果は患児において、脳波上この3者の顔を弁別できていないことになる。しかし現実場面ではこの3者を区別できていることから、異なった神経回路が機能している可能性が考えられる。

　ＮＩＲＳと自己顔認知課題を用いて、ＡＳＤ患児（平均年齢10歳）の前頭葉反応を計測した研究がある（Kita et al. 2011）。ここでは成人被験者と比較して、患児と典型発達児は右前頭葉の血流変化が有意に小さかった。またＡＳＤ患児の重症度が高いほど、前頭葉の血流値が低下していた。これらの結果は自己顔認知と右半球前頭前野の活動が関係しており、ＮＩＲＳによる計測を用いて疾患の重症度や社会性の程度を判定できる可能性を示している。

ミラー・ニューロンと顔認知

ミラー・ニューロンは、サルが他者の行動を見ているときに強く発火するニューロン群である（リゾラッティ & シニガリア 2009）。このニューロンは運動野の下方かつ前部にあり、腹側前頭前野に位置している。典型的なミラー・ニューロンの応答はサル自身が物を食べているときに発火し、かつサルが実験者の物を食べるという行為を目撃しているときにも発火する。実験結果はミラー・ニューロンが単なる行為そのものではなく、さらに進んで行為の意味や目的などをコードしていることを示唆している。ｆＭＲＩを用いた研究では、ヒトにもミラー・ニューロンが存在することが示されている。その場所は前頭葉の腹側外側部にあり、ブロードマン44野と45野の言語野周辺に位置している。われわれの行った表情認知課題を用いたｆＭＲＩ実験でも、多くの場合において右半球の前頭前野に活動が認められる。これはちょうど、左半球の言語野の反対側に位置している。別の実験では最初にある人の怒りや嫌悪などネガティブな表情に暴露させた後に、同じ人の無表情の顔を見ているときの脳活動を調べた（Iidaka et al. 2010）。すると右半球の前頭前野が賦活されており、その領域はミラー・ニューロンが存在する部位に近かった。これらの結果はヒトは無表情からも相手の自分に対する感情を推察しており、そのような場合にはミラー・

ニューロンが活性化している可能性を示している。

成人の自閉症スペクトラムの研究

ＮＩＲＳやＥＲＰでは小児の患者群が用いられていたのと異なり、ｆＭＲＩ実験では被験者は成人であることが多い。ＡＳＤを対象としたｆＭＲＩ実験のメタ解析（Di Martino et al. 2009）では、社会性課題と非社会性課題を用いた研究がまとめられている。社会性課題では顔や表情の認知課題、心の理論課題などが採用されている。一方で非社会性課題ではストループ課題、ワーキングメモリ課題、Go/No-Go 課題などが用いられている。これらの社会的・非社会的課題の対比では、社会的課題で膝前部帯状回周辺が賦活され、非社会的課題では背側帯状回と補足運動前野が賦活される傾向がある。

社会性課題におけるＡＳＤ患者と健常者の比較では、ＡＳＤ群では膝前部帯状回、扁桃体、紡錘状回、島の活動が低下していた。逆にＡＳＤ群で活動が亢進していたのは、中心後回、上側頭回などであった。顔認知課題を行った研究のみを対象とした場合は、ＡＳＤ群では両側の紡錘状回の低活動が目立った。さらに顔認知課題の中でも表情認知課題を対象とした場合には、ＡＳＤ群では膝前部帯状回や後部帯状回の活動に異常が認められた。非社会的課題における比較では、ＡＳＤ

ＡＳＤ群では補足運動前野や背側帯状回などの低活性が認められた。逆にＡＳＤで活動が亢進していたのは、補足運動野であった。

このメタ解析の結果では、島、後部帯状回、扁桃体、紡錘状回などの領域の低活性がＡＳＤ患者に特徴的であるとされている。島は単に内臓感覚の知覚だけではなく、心の理論課題や共感性に関わる脳領域であることが報告されるようになっている。後部帯状回は自己関連性の認知処理を行っている場合に賦活されるため、ＡＳＤでは活動低下が予想される。さらに扁桃体は、表情認知や情動に関わっていることが従来から指摘されている。しかし顔認知と紡錘状回の賦活については、患者では顔刺激を注視している時間が短いことも原因のひとつと考えられている。非社会的課題では健常者で強く賦活される前部帯状回が、ＡＳＤ群では賦活されにくかった。それに代わってＡＳＤ群では、後方の補足運動野と膝前部帯状回が非社会性課題で賦活されることが特徴的である。

本邦における脳画像研究

日本人のＡＳＤ患者を対象とした脳画像研究でも、下前頭回、島、扁桃体などの構造や機能の異常が報告されている。32名の広範性発達障害患者と40名の健常者で、高解像度頭部ＭＲＩ画像を用いた研究がある（Kosaka et al. 2010）。患者群はいずれも高機能で全ＩＱは平均値で１０１であったが、健常者の平均ＩＱ値（１０９）よりは低得点であった。患者と健常者間では、全脳における灰白質、白質、脳脊髄液それぞれの体積に有意差はなかった。脳領域別では患者群において、右半球の島と下前頭回の灰白質体積が有意に低下していた。さらに全被験者を対象とした相関解析では、自閉性尺度得点と島および下前頭回の体積に有意な負の相関を認めた。

下前頭回の領域はすでに述べたように、ヒトにおけるミラー・ニューロン・ネットワークの一部を占めている。したがって相手の示した行動や表情などから、相手の意図や感情を読み取る場合に活動している可能性がある。患者群においてこのような領域に体積の減少が見られ、その程度と自閉性尺度得点に有意な相関があることはこの皮質領域の発達不全が疾患と関係があることを示唆している。また島の機能異常はｆＭＲＩ研究のメタ解析でも指摘されており、情動と認知を結ぶ神経回路網の障害と疾患との関連が考えられる。

顔認知課題を用いたｆＭＲＩ実験では、９人の高機能自閉症患者と24人の健常被験者が比較されている（Ishitobi et al. 2011）。この実験ではポジティブまたはネガティブな顔写真が上半分、下半分、全体の３つの条件で呈示され、被験者はその表情の判断を行っている。正答率と反応時間は、患者群と健常群で有意差はなかった。ｆＭＲＩで計測された患者群における扁桃体活動の特徴は、顔の下半分の呈示条件でのみ有意な賦活が認められたことである。ＡＳＤの顔認知実験では、患者の視線は眼の領域よりも口の周囲に集まりやすいことが知られている。したがってこの実験でも、患者群は上半分の顔写真の場合は視線を目周囲に向けていなかった可能性がある。一方で顔の下半分を呈示した場合では、表情の判断に際して十分な観察を行っていたことが有意な扁桃体の賦活につながったのかもしれない。

自己顔の認知と自閉症

自分の顔に対する認知は、心理学的にもまた脳科学的にも重要な研究課題である。あるｆＭＲＩ実験では自分の顔に対する脳内活動と、その情動的反応に関する研究が報告されている（Morita et al. 2008）。ＥＲＰ研究の項目で述べたように、成人では自己顔、既知顔、未知顔は脳波の後期成分であるＰ３００振幅によって区別することが可能である。またｆＭＲＩ実験では従来から、右半球の前頭頭頂葉領域が自己顔の認知に関わっていると報告されている。この実験では健常被験者に自己顔と未知顔の写真を呈示して、それらに対する印象判断を行っているときの脳活動を計測している。さらにスキャン後には、それぞれの顔写真を見たときに感じるはずかしさ（embarrassment）の度合いなどを評定させた。顔に対する評価尺度得点は、自己顔のほうが未知顔よりも有意に悪かった。また顔に対する評価が低いほど、はずかしさの評点も高かった。

ｆＭＲＩで自己顔対未知顔の比較を行うと、自己顔は島、下前頭回、中心前回、前部帯状回、後頭葉皮質を未知顔よりも強く賦活していた。さらに、右下前頭回の活動とはずかしさの評点には負の相関があった。この論文では右下前頭回の賦活は自己顔と内的な自己意識との関連性を示すものであって、その活動とはずかしさの感情自体には直接的な関係はないと考察されている。すなわち呈示された自己顔が自分の内的表象に一致する場合に、右下前頭回が賦活されるのである。その結果としてはずかしさを生じるような自己顔刺激は、内的表象と一致しないので賦活が低下するのである。

そこで同じ実験課題を14名の成人ＡＳＤ患者を対象として行い、健常者の結果と比較した(Morita et al. 2011)。ここではＡＳＤ患者では自己顔に対する感情的な反応が、健常者と比べて乏しいのではないかという仮説を示している。顔に対する評価尺度得点とはずかしさの得点は、ＡＳＤ群と健常群で有意差はなかった。しかし健常者で見られる自己顔に対する評点とはずかしさ得点の相関が、ＡＳＤ群では健常者より有意に低かった。この結果はＡＳＤ群において、主観的な顔認知と情動反応のかい離が生じている可能性を示唆している。健常者におけるｆＭＲＩの結果は、前の研究と同様に自己顔に対して広範な賦活が認められた。一方でＡＳＤ群では自己顔に対する反応は全体的に弱く、下前頭回、島、上側頭回、前部帯状回などに賦活が認められた。脳賦活における顔の種類と被験者群の相互作用は、後部帯状回において有意であった。すなわち健常者においてのみ、自己顔の認知は後部帯状回の賦活を起こしていたのである。後部帯状回は自己に関連した記憶を想起した場合などに、活動が亢進することが報告されている。ＡＳＤにおいてこの領域の低活動が認められたことは、自己意識の希薄さなどの影響を受けているのかもしれない。はずかしさと脳活動の関係では、両群で有意に異なっていたのは右半球の島と眼窩部であった。眼窩部の賦活は健常者において、はずかしさの評点と有意な正の相関を認めた。一方で島の賦活はＡＳＤ群において、はずかしさの評点と有意な負の相関を認めた。ＡＳＤ群における島の低活動は、自己顔評点とはずかしさ評点の関連性の低下に結び付いている可能性があった。

おわりに

このように顔認知と情動・社会性の関連は、さまざまな非侵襲的手法や被験者群を用いて積極的に行われてきた。しかしその中で統一された結論というものは、まだ十分に出ていないという印象もある。本総説で取り上げた研究内容の中で、複数の手法や被験者群で共通して確認されている実験的事実についてまとめてみたい。乳児を用いたＮＩＲＳ実験は、本邦で世界に先駆けて研究が進んでいる。生後半年で顔認知に関わる右側頭部の活動が検出できることは、乳児の潜在的な能力を示している。さらに月齢が進むにつれて、左側頭部の活動も加わっていくことが報告されている。たとえば笑顔と母親の顔は、６ヵ月以降の乳児において左側頭部に活動を生じさせている。この結果はポジティブな情動と母親という関連性が、左半球において確立していく過程を反映しているのかもしれない。これは成長に伴って、人物同定や氏名・職業生成などが左側頭葉で行われることの起源と考えることもできるだろう。

乳児では倒立顔は酸素化ヘモグロビン値の上昇を伴わず、幼児でも倒立顔に対するＮ１７０振幅の増大は見られない。倒立顔に反応した脳反応の亢進がないことは、10歳頃に逆転して倒立顔で成立顔よりも反応が亢進するようになる。倒立顔効果が顔の全体的処理を反映するのであれば、健常者では10歳前後において処理が成熟するということになるだろう。成人では倒立していてもそれを顔として認識する努力をするため、余計な認知的負荷がかかって脳活動が亢進するのである。したがって10歳までの乳幼児では、倒立顔を無理に顔として認識する努力をしていないということになる。

最後に自己顔の認知が、ＡＳＤを持つ児童や成人において障害されていることが脳科学的に示されたことも注目すべきである。ＡＳＤの児童におけるＥＲＰ実験では、Ｐ３００振幅は自己顔と未知顔で差がなかった。さらに成人のＡＳＤ患者においても、健常者で生じる自己顔に対する脳反応が減少していた。しかし現実場面では、患者は自己と他者の区別はできているわけである。したがって単純な顔の弁別ではなく、自己と他者に対するさらに高次な処理が行われていないと考えることが妥当であろう。この顔認知に伴う脳内反応の異常が、ＡＳＤにおける社会性の障害と関連している可能性が高い。

情動または感情の脳機能が喪失した場合に起こることは、対人コミュニケーションや社会性の喪失である。対人コミュニケーションや社会性の維持には、相手の意図や感情を推察する機能が必須である。心の理論は主に認知的な観点において、相手の置かれている状況やコンテクストから意図を推察する。一方で感情的共感性のメカニズムは表情や声の抑揚、態度などから相手の感情を推察する。情動の脳機能は生まれた時に始まる養育者との密接なコミュニケーションにより育まれ、次第に他者との関係性を含みながら多岐に分化していく。そこでは相手の感情を推察する共感性という働きが重要であり、それをもとに自分の所属する集団での社会的価値観が形成されていく。ある集団の中で生育した個体は同じ価値観を共有することになり、それが拡大したものが文化や伝統という社会的概念を形成するのであろう。

謝辞　図3-1、3-2は大塚由美子氏のご厚意による。

4　認知の文化差を映し出す脳の活動

原田宗子

はじめに

ここ最近、日本では「国際化」という言葉を以前より頻繁に耳にするようになってきたように思う。実際に、２０１１年４月から小学校５、６年生で英語教育が必修化し、海外留学や職場で外国人と共に働く機会も以前より身近なものになってきている。「国際化」の意味するところ、目的とするところは少なくとも現時点では十人十色であろうし、本稿の趣旨ではないのでここで詳細に議論することは割愛するが、少なくともこれまでの自分たちの価値観と大きく異なった価値観に接する機会が将来的にますます増えてくるであろう。

これまでの研究で、文化的背景の違いは視覚処理などの単純な認知処理から自己認知や他者への共感といった複雑で社会的な認知まで幅広い認知処理に影響を与えることが示されている。たとえば、物事に対して日本人は相対基準を、アメリカ人は絶対基準を重視する傾向があるということが示唆されているが、北山ら（Kitayama et al. 2003）はフレームドライン・テスト（Framed-Line Test）を用いてこのような価値基準が日本人とアメリカ人での単純な視覚処理の傾向にも影響を及ぼすことを示している。フレームドライン・テストでは、実験参加者は1つの四角形の中に1本の線が引いてある見本図形を呈示され、続いて大きさの異なる別の四角形を呈示される。実験条件は2つあり、1つは四角形と線との相対的な大きさの比率が見本図形の比率と等しくなるように新しい四角形の中に線を書き入れるという相対条件、もう1つは見本図形と同じ長さの線を新しい四角形の中に書き入れるという絶対条件であった。相対条件では四角形と線との相対関係をできるだけ正確に捉える必要があり、絶対条件では四角形の大きさに影響されずに線の絶対的な長さを正確に捉える必要がある。北山ら（Kitayama et al. 2003）の実験結果は、日本人は相対条件で、アメリカ人では絶対条件でより正確に線を引くことができたというものであった。これは、文化的価値観の違いが単純な視覚処理においても影響を及ぼす可能性を示唆する研究であるが、他者との協調作業などの複雑な認知処理においても文化的影響を示唆する研究がある。たとえば、ウーとカイサー（Wu & Keysar 2007）はアメリカ人同士および中国人同士の2人一組の実験参加者に、2人のうちの1人がヒントを出し、もう一方の回答者が棚に置かれた品物のうちヒントが指し示している品物を当てるという課題を行った。棚に置かれた品物には回答する側からは見えるがヒントを出す側からは見えないように小さい板で目隠しされた〝おとり〟も含まれており、正確に品物を言い当てるためには、回答する側はヒントを出す側からはその〝おとり〟が見えていないのだということを考えに入れなければならない。すなわち、相手の視点から物事を見るという認知処理が必要となる。ウーとカイサー（2007）の結果では、自己の視点という絶対的な文脈で物事を捉える傾向のあるアメリカ人よりも、他者からの視点という相対的な文脈で物事を捉える傾向のある中国人でより早く正確に回答できたということを示しており、社会的に複雑な認知処理においても文化的背景が影響を及ぼす可能性が示唆される。こういった一つひとつの認知処理の違いが、異なる文化の間での総合的な価値観の違いに反映されているというのは十分に考えられることである。

近年急速に発展してきた社会神経科学（social neuroscience）や文化神経科学（cultural neuroscience）などの研究分野は、社会的な認知機能の基盤となる神経メカニズムの解明を目指してきた。特に、文化神経科学の分野ではそういった神経基盤の文化差にも焦点を当てた研究が行われている。当然のことであるが、ヒトを対象としてその認知機能の神経メカニズムを調べるような実験を行うためには脳を傷つけることなく、かつ課題遂行中の脳活動を測定できるような非侵襲的測定法が必要となってくる。ここ数十年で広く用いられるようになってきた機能的磁気共鳴画像法（functional magnetic resonance imaging: ｆＭＲＩ）やポジトロン断層撮像法（positron emission tomography: ＰＥＴ）、脳磁図（magnetoencephalogram: ＭＥＧ）などの脳機能イメージングは、実際に認知処理を行っている際の脳血流動態や電気活動を脳の外から間接的に測定することで脳を傷つけることなく脳活動を測定、画像化できる。当然のことながら、道具である以上はいずれの方法にも長所や短所、測定できる範囲の制限などがあり、得られた結果に誤った解釈を与えないためには専門知識や注意を要する。しかしながら、ヒト以外の動物を対象とした実験では得られないようなヒトの認知機能に関する生理学的知見を得る上で非常に有用な道具である。以下では、ヒトの高次認知機能に関連する神経活動に文化的背景がどのように影響を与えうるかということを実際にｆＭＲＩを用いて調べた研究をいくつか紹介していこうと思う。

異なる文化的背景における自己の認知・他者の認知

日常生活において、〝私は社交的で友達とよく出かける〟というように自分の一面を表現したり、〝あの人は几帳面でいつも時間に正確だ〟というように他者の一面に注意を向けることはよくあるだろう。異なる文化的背景は、このような自己や他者の捉え方の傾向にも影響を及ぼすことが示唆されている。マーカスと北山（Markus & Kitayama 1991）によって提唱された自己解釈スタイル（self-construal style）という概念は、他者や環境と自己との関係をどう捉えるかという考え方の傾向を定式化したモデルのひとつであり、集団主義的傾向（collectivism）と個人主義的傾向（individualism）という2つの要素から成る。集団主義的傾向では自己を他者や環境との相互作用で捉え、状況によって変化する存在と考える。一方、個人主義的傾向では自己を他者や環境とは独立した存在と捉え、状況によって変化しない存在と考える。集団主義的傾向、個人主義的傾向というこの2つの要素は、歴史的には日本や中国などの東アジア文化、およびヨーロッパなどの西洋文化とそれぞれ結び付けて考えられてきた（Markus & Kitayama 1991; Oyserman et al. 2002; Triandis 1995）。しかしながら、この傾向は常に普遍的なものではなく、世代や個人の一生などの比較的に長い時間尺度（Chiao & Ambady 2007; Li 2003; Mesoudi et al. 2006）、その場の状況などの比較的に短い時間尺度（Gardner et al. 1999; Oyserman & Lee 2007）で変化しうるものであることも示唆されている。それでは、集団主義的傾向、個人主義的傾向のような文化的価値観の違いは自己に関連する認知処理、他者に関連する認知処理を行っている際の脳活動にどのような影響を及ぼすのであろうか。

自己に関連する認知処理に関わる脳領域 —— 内側前頭前皮質

一口に自己に関連する認知処理と言っても、実はさまざまな異なる認知処理が考えられる。〝自己とは何か？〟という命題に関しては人類の長い歴史を振り返ってみても多くの人々の興味を引き付けてきた問題であり、さまざまな議論や解釈がなされてきた。哲学の分野ではさまざまなモデルが提唱されているし、医学・生理学の分野では損傷脳などの臨床例から自己認知に関わる脳領域が推測されてきた。また、近年では脳機能イメージングを用いて実際にヒトが自己に関連する認知処理を遂行中の脳活動を測定することにより、自己認知処理に重要な役割を果たす脳領域を探る研究が多数行われている。しかしながら、〝自己とは何か？〟という問いに対する明快な答えは未だに得られていない。何か単一の自己という機能が存在するのか？　それとも、自己とは多数の自己に関連した認知処理の集まりであって、単一の自己という概念が不適切なのであろうか？　残念ながらこの問いに答えられるような決定的な知見も未だに得られてはいないが、少なくとも脳機能イメージングの分野では、自己に関連する処理を複数の異なるドメインに分け、それぞれの認知処理に関連する神経活動を調べる方法がとられる。たとえば、ノーソフら（Northoff et al. 2006）は自己認知に関連する脳領域を調べた脳機能イメージング研究を集めて行ったメタ解析の中で、自己に関連する処理を感情ドメイン、顔ドメイン、記憶ドメイン、運動ドメイン、社会的ドメイン、空間ドメイン、言語的ドメインというサブドメインに分類している。このような分類は自己認知を捉えるためのモデルのひとつであり決定的な分類ではないが、それぞれのサブドメインに関して異なる神経基盤の関与が報告されており、自己認知の神経メカニズムを探る上で非常に役に立つ方法である。

これまでの先行研究でそれぞれのサブドメインに関して異なる神経基盤の関与が報告されている一方で、共通して重要性が示唆されている脳領域も存在する。これまでの脳機能イメージングの先行研究で、自己に関連する認知処理に重要な役割を担っている領域として大脳皮質内側面

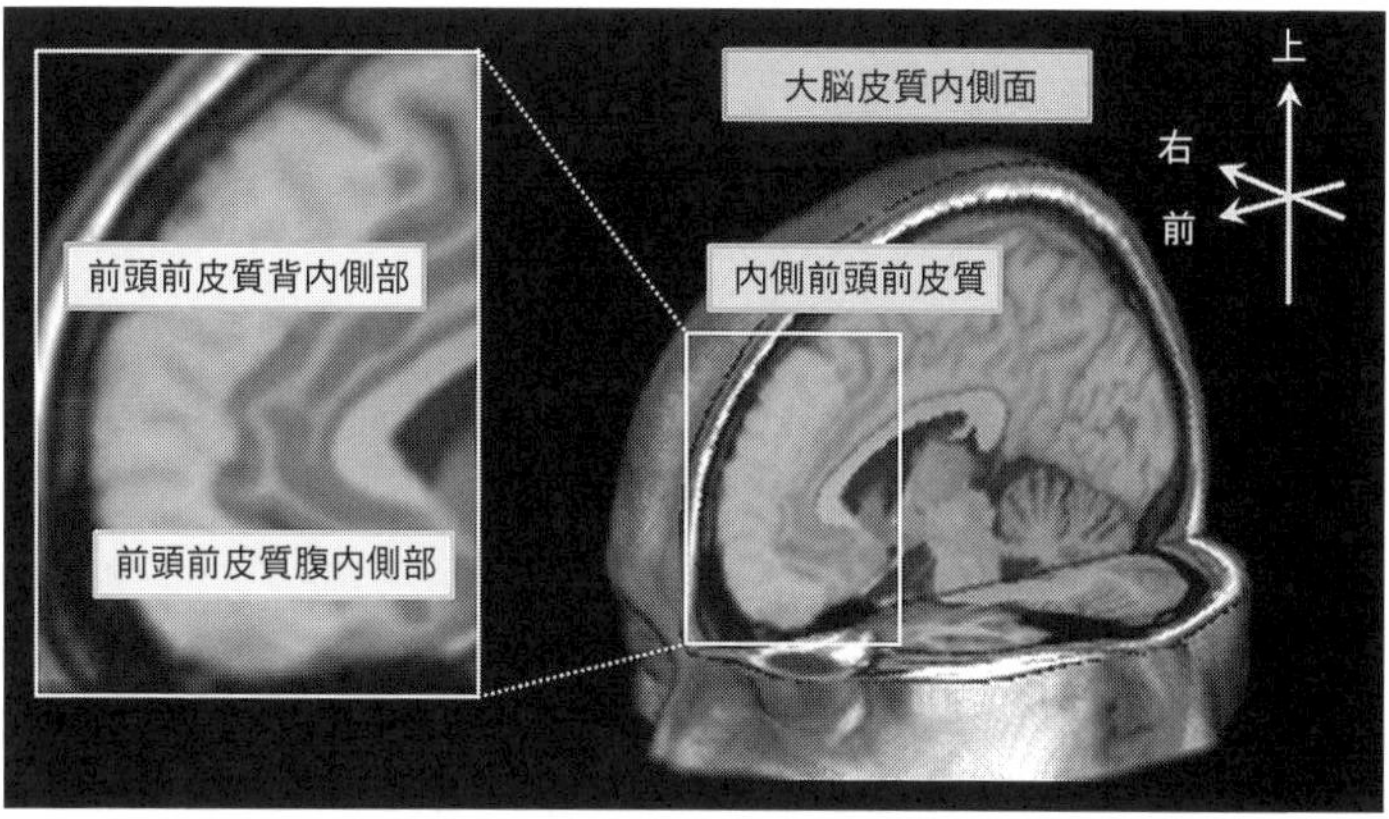

図 4-1　大脳皮質内側面の概観および内側前頭前皮質（カラー口絵参照）

（図4-1）に位置するいくつかの領域が挙げられている（Northoff & Bermpohl 2004; Northoff et al. 2006）。特に、自己に関連する認知処理の中でも多数の先行研究でその神経基盤が調べられている自己評価などの複雑な自己関連処理では内側前頭前皮質（図4-1）の関与がほぼ一貫して報告されている（Ochsner et al. 2004, 2005）。内側前頭前皮質は自己に関連した認知処理だけではなく他者の心の推測（Theory of Mind, mentalizing など）といった社会的に複雑な認知処理にも関わることが報告されているが、自己に関連する認知処理にも重要な領域であることが示唆されている（Amodio & Frith 2006）。大脳皮質内側面は左右の大脳半球が接する面に位置し、系統発生的に新しい領域というわけではない。しかしながら、系統発生学的進化が進むにつれて大脳皮質の前部、すなわち前頭前皮質の全脳に占める割合が著しく大きくなっており、ネコでは脳の全皮質に占める前頭前皮質の割合は3・5%、サルでは11・5%、チンパンジーでは17%、ヒトでは29%にもなる（Fuster 1997）。このことを考慮すると、大脳皮質内側面に位置する領域の中でも、特に前方部に当たる内側前頭前皮質が自己評価などの複雑な自己認知処理に重要な役割を果たしているのだとしても驚くべきことではないのかもしれない。

文化的価値観は自己の評価に関わる脳活動とどう関連するのか？

チャオら（Chiao et al. 2009a）は、集団主義的傾向、個人主義的傾向という自己の捉え方の傾向の違いが自己に関連する認知処理、特に自己を評価するという認知処理を行っている際の脳活動にどのように影響を及ぼすかを調べる実験を行った。集団主義的傾向を持つ人は文脈依存的に自己を捉える傾向を持つ。たとえば、〝自分の母親と話をするときに、自分は正直である〟というように文脈に依存した自己評価を行う傾向がある。一方、個人主義的傾向を持つ人は文脈非依存的に自己を捉える傾向を持ち、たとえば、〝（一般的に言って）私は正直である〟というように、文脈と関係なく自己の特性を評価する傾向がある。チャオら（2009a）は、日本人および白人系アメリカ人を対象として自己評価課題遂行中の脳活動を調べる実験を行った。

実験参加者は、日本国籍を持つ日本で生まれ育った日本在住の日本人12名、およびアメリカ国籍を持つアメリカで生まれ育った北米在住の白人系アメリカ人12名であった。平均年齢、男女の人数比、教育歴などは両グループ間で同じになるように統制された。脳活動測定中の課題では、呈示されたポジティブな形容詞（たとえば、〝勤勉である〟や〝親切である〟など。〝不真面目である〟や〝不親切である〟というようなネガティブな形容詞は含まれていなかった）が、ある与えられた状況において自分に当てはまるかどうかを評価する文脈依存条件（〝自分の母親と話をするときに〟）、および呈示された形容詞が一般的に自分に当てはまるかどうかを評価する文脈非依存条件（〝一般的に言って〟）の２種類の自己評価条件が含まれていた。また、課題終了後に個々人がどの程度集団主義的傾向もしくは個人主義的傾向を持つかを評価するため、集団主義関連項目12項目および個人主義関連項目12項目の計24項目から成る自己解釈尺度（Self-Construal Scale）（Singelis 1994）の質問紙への回答を行った。

結果では、集団主義的傾向が強い人では文脈依存条件で内側前頭前皮質の活動がより高く、個人主義的傾向が強い人では文脈非依存条件で内側前頭前皮質の活動がより高いという相関関係を示した。すなわち、個々人において自己の捉え方の傾向が課題の自己評価条件と合致したときに、自己評価に関連する脳領域でより高い活動が見られたということを示している。先行研究により、内側前頭前皮質が自己に関連する知識の表象に関わるという可能性が示唆されている（Macrae et al. 2004）。この結果は、個々人の自己の捉え方の傾向に依存して文脈依存的もしくは文脈非依存的に表象されている自己に関連した知識が、課題条件との一致によってより強調されたことを反映しているのかもしれないとチャオら（2009）は述べている。しかしながら、質問紙の結果では日本人５名、白人系アメリカ人９名で集団主義的傾向が強く、日本人７名、白人系アメリカ人

３名で個人主義的傾向が強いという結果であった。これは、日本人でより集団主義的傾向が強く、白人系アメリカ人でより個人主義的傾向が強いであろうという予測に反するものである。これらの結果は、自己の評価に関連する内側前頭皮質の活動が文化的な価値観の違いによって影響を受けるということを示すのと同時に、文化的な価値観は常に普遍的なものではなく、個々人がどの程度その文化的な価値観の影響を強く受けているのかを反映し、ダイナミックに変化しうるものであるということを示唆している。

文化的価値観は短い時間尺度でも変化しうる

個々人の集団主義的傾向、個人主義的傾向というような文化的価値観は、その個人が所属する国やその国の伝統的文化背景のみで一義的に決まるような普遍的なものではなく、それぞれの文化的価値観にどの程度強く影響を受けているのかによってもダイナミックに変化しうるものであることを見てきた。特に、日常生活において常に複数の文化的背景の影響を受けているような個人ではその変化は非常に顕著であり、非常に短い時間尺度で変化しうることも示されている。たとえば、アジア系アメリカ人２世のように両親が東アジア出身であり、自身は両親の移住先であるアメリカで育ったというような人たちは、常に複数の文化的背景の影響を受けることになる。たとえば、一方で家族や親戚と接するときには東アジア文化に根ざした価値観に合わせて物事を考え、行動し、もう一方で学校や会社などの場では西洋文化に根ざした価値観に合わせて物事を考え、行動する、という具合である。このような社会環境に適応するために、複数の文的化背景の影響を受けている個人ではその場の社会的・文化的な状況に合わせて柔軟に文化的価値観を切り替えるということが示されている（Hong et al. 2000）。

チャオら（2009b）は、短い時間尺度で一時的に強められた文化的価値観でも、自己評価の認知処理を行っている際の脳活動が影響を受けうるかどうかを調べるために、アジア系アメリカ人を対象として自己評価課題遂行中の脳活動を調べる実験を行った。先行研究において、複数の文化的影響を受けて育った個人ではプライミング操作でいずれかの文化的特徴を一時的に強めることができるということが示されている（Gardner et al. 1999; Oyserman & Lee 2008; Trafimow et al. 1991）。チャオら（2009b）は実験に参加した30名のアジア系アメリカ人（両親がアジア出身であり、実験参加者自身はアメリカで生まれ育った2世）をランダムに15人ずつのグループに分け、プライミング課題を用いて集団主義的傾向もしくは個人主義的傾向を強めた。平均年齢、男女の人数、教育歴などは両グループで統制された。脳活動測定中に行った課題はチャオら（2009a）で用いられた課題と全く同じ課題であるが、課題を行う直前に2種類のプライミング課題を行った。一つはシュメール人戦士ストーリー課題（the Sumerian Warrior Story task）（Trafimow et al. 1991）であり、〝ある国の将軍が自分の部下から信頼できる戦士を援軍として王に送らなければならない〟という状況において、自分の一族の利得を考えて親族の中から戦士を選ぶというストーリー（集団主義的プイラム）、もしくはその戦士の能力によって部下の中から有能な者を選ぶというストーリー（個人主義的プライム）の2種類の短いストーリーから成る。実験参加者はいずれかのストーリーを読み、最後にその将軍の選択方法に〝賛成〟、〝たぶん賛成〟、〝反対〟のいずれかに丸を付けるというプライミング手法である。もう一つのプライミング手法は家族・友人との類似性と違い課題（the Similarities and Differences with Family and Friends（SDFF）task）（Trafimow et al. 1991）であり、実験参加者は家族や友人と共通している点を2分間考えた後に、家族や友人が実験参加者自身のことをどのような人間だと思っているかを自由記述するという集団主義的プライム、および実験参加者が自分自身が家族や友人と異なっている点を2分間考えた後に、実験参加者自身が自分のことをどのような人間だと思っているかを自由記述するという個人主義的プライムから成る。

　自由記述への回答を解析した結果では、実験参加者はプライミング操作の傾向と一致する方向に文化的価値観が強められたということが示された。また、脳活動に関する結果ではチャオら（2009a）と一致した結果となり、集団主義的傾向を強めるプライミング課題を行ったグループでは文脈依存条件で内側前頭前皮質の活動が高く、個人主義的傾向を強めるプライミング課題を行ったグループでは文脈非依存条件で内側前頭前皮質の活動が高いという結果であった。この結果は、同じ個人であってもその場の状況に応じて文化的価値観がダイナミックに変化しうるものであることを示すのと同時に、状況によって一時的に強められた文化的価値観であっても脳活動の違いに反映しうるのだということを示唆している。

文化的価値観は自己・他者の認知に関わる脳活動とどう関連するのか？

自己の評価に関連する認知処理を行っている際の脳活動に文化的価値観がどう反映されるのかを見てきたわけであるが、それでは、文化的価値観の違いは他者に関連する認知処理を行っている際の脳活動にはどのように反映されるのであろうか。チューら（Zhu et al. 2007）は中国人および西洋人を実験参加者として、自己、身近な他者（母親）、知ってはいるが身近ではない他者（前首相もしくは前大統領）の3条件の評価課題を用いて脳活動を比較する実験を行った。課題は、呈示された形容詞が各条件において当てはまるかどうかを判断するという課題であった。結果では、集団主義的傾向の強い文化的背景を持つと考えられる中国人では自己条件および身近な他者条件の両方で内側前頭前皮質の活動が見られたのに対して、個人主義的傾向の強い文化的背景を持つと考えられる西洋人では自己条件でのみ内側前頭前皮質の活動が見られたというものであった。すなわち、集団主義的傾向を強く持つ人は、身近な他者に関する認知処理を行う際にも自己に関連する認知処理に関わる脳領域が活動するということを示している。この結果は、集団主義的傾向を強く持つ人は身近な他者を自己と非常に近い存在と考える傾向があるのに対して、個人主義的傾向を強く持つ人は、身近な他者であっても自己とは独立した別の存在と考える傾向があるという文化的価値観の違いを反映しているのであろうとチューら（2007）は述べている。

また、原田ら（Harada et al. 2010）は、自己および身近な他者に関連する情報を自動的に検出・処理する際の脳活動に文化的価値観の違いが反映されうるということを示した。実験参加者は18名のアジア系アメリカ人であり、情報検出課題を2回行った。それぞれの情報検出課題の直前に、集団主義的傾向を強めるプライミング課題もしくは個人主義的傾向を強めるプライミング課題を行った。すなわち、各実験参加者が集団主義的プライミング課題および個人主義的プライミング課題の両方を行うことにより、プライミング課題による脳活動の違いを個人内で比較できるような実験デザインであった。どちらのプライミングを先に行うかの順番は、実験参加者で半分ずつになるようにランダムに割り振った。脳活動測定中の情報検出課題では、実験参加者は日付や都市の名前などの単語を呈示され、単語が呈示されたときにボタンを押すという課題であった。課題には、呈示された単語が自分に関連している自己条件（たとえば、自分の誕生日や出身地）、呈示された単語が自分の父親に関連している父親条件（たとえば、父親の誕生日や出身地）という試行条件が含まれていた。自己条件および父親条件で呈示した単語は、実験を行う24時間前までに質問紙を用いて実験参加者から得られた実験参加者および実験参加者の父親に関する質問項目への回答から選択した単語を用いた。結果では、いずれのプライミング条件、試行条件でも前頭前皮質腹内側部の活動が見られたが、個人主義的傾向を強めるプライミング課題を行った後の父親条件でのみ前頭前皮質背内側部の活動が見られた。前頭前皮質腹内側部は自己に強く関連した情報を自動で検出することに関連しており、前頭前皮質背内側部は検出した情報をさらに処理することに関連していると考えられる。すなわち、個人主義的傾向を強められた場合でも、自分の父親に関連する情報は自己と関連性が強いために自己にとって重要な情報として自動で検出され、したがっていずれの条件でも前頭前皮質腹内側部の活動が見られた。一方で、個人主義的傾向を強められた場合には、親しい他者でも自分とは別の存在であると捉えるために、自己と他者を区別するという追加処理が前頭前皮質背内側部で行われたのではないかと原田ら（2010）は述べている。

これらの研究では、自己と他者との関連性という視点から、他者に関連した認知処理に関わる神経活動に文化的価値観がどのような影響を及ぼしうるかを調べており、自己に関連した認知処理に重要な役割を担うと考えられている内側前頭前皮質の活動が他者に関連した認知処理にも関わりがあることを示すのと同時に、その神経活動の違いが文化的価値観の違いを反映しうるということを示唆している。

他者の痛みに共感する

椅子に足をぶつけたときや裁縫をしていて針を指先に刺したときなどの物理的な〝痛み〟も、悲しい出来事や辛い出来事を経験したときの心の〝痛み〟も、共に〝痛み〟という言葉を使って表現されるのは考えてみると不思議なことである。〝他人の痛みを理解する〟というのは〝他者への共感（empathy）〟のひとつであるが、実はその痛みが物理的な痛み（Jackson et al. 2005; Hein

& Singer 2008）であっても心の痛み（Chiao et al. 2009c; Mathur et al. 2010）であっても、他者の痛みに共感しているときにはいくつかの共通した脳領域が活動することが、これまでの研究から示唆される。

たとえば、ジャクソンら（Jackson et al. 2005）は野菜を切っているときに包丁で手を傷つけてしまった場面の写真、車のドアに足を挟んでしまった場面の写真など、他者が物理的な痛みを経験している場面の写真を呈示したときの脳活動を調べた。結果では、他者が痛みを経験している場面の写真を見たときには前部帯状皮質、前部島皮質、後頭皮質、視床、小脳の活動が見られ、さらに、写真の人物がどの程度の痛みを感じているかという実験参加者（写真の観察者）の評定と前部帯状皮質の活動に正の相関が見られた。また、チャオら（2009c）、マートゥルら（Mathur et al. 2010）は他者が自然災害で被災した場面の写真を呈示したときの脳活動を調べた結果、他者が心痛を受けている写真を見たときには前部帯状皮質、前部島皮質、視床、小脳、下前頭回、中前頭回、下頭頂小葉などの活動が見られ、さらに、写真の人物をどのくらい気の毒に感じるかという実験参加者（写真の観察者）の共感評定と前部帯状皮質、前部島皮質の活動に正の相関が見られた。これらの研究を含む多くの先行研究から、前部帯状皮質、前部島皮質（図4-2）が他者の苦痛に共感する際に特に重要であろうということが示唆されている。

他者の痛みを理解するというのはヒトの社会生活において重要な認知的要素のひとつであるが、他者の痛みへの共感というのは個々人の日常生活や人生観にのみ深く関わってくる問題ではない。

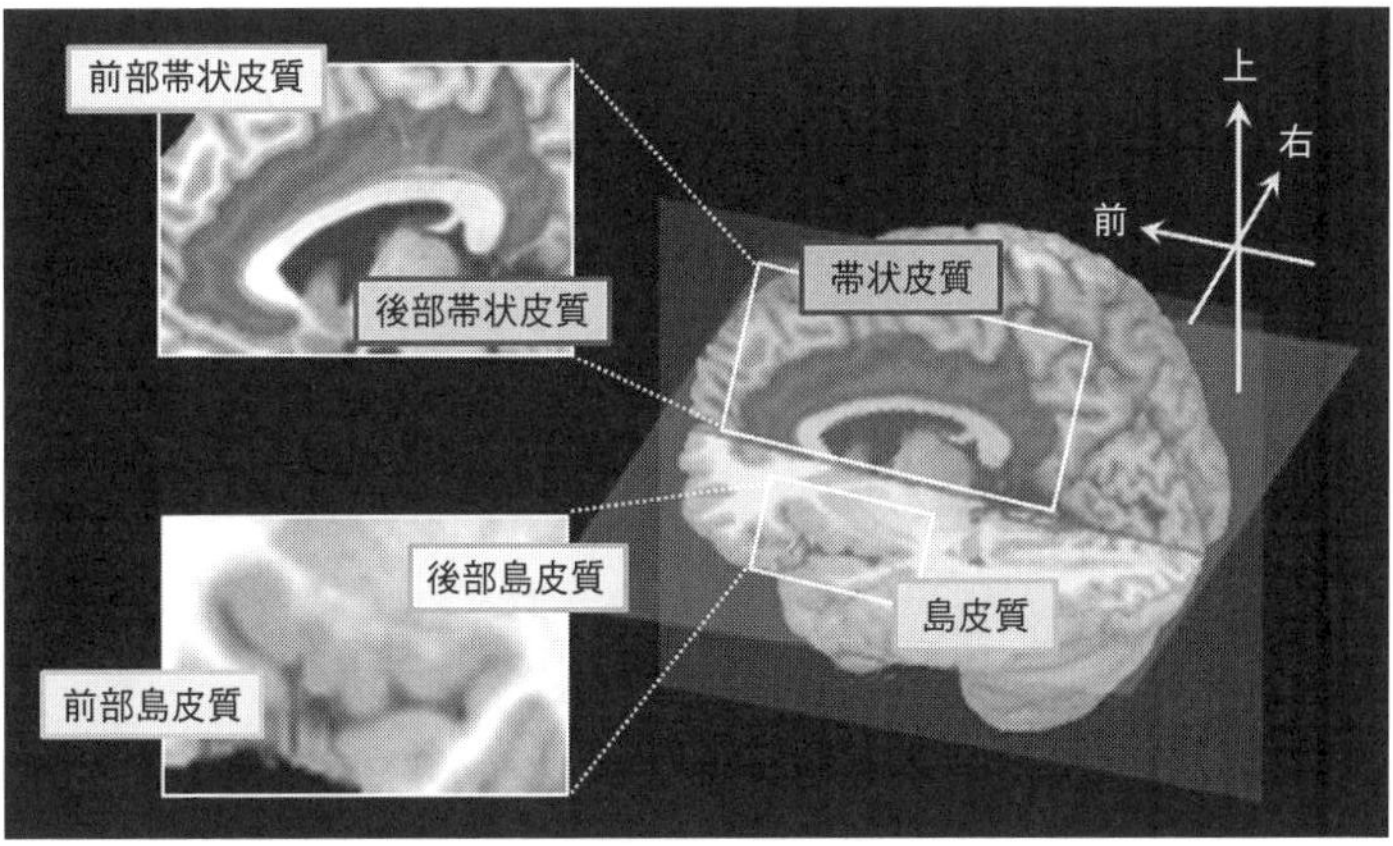

図 4-2　帯状皮質および島皮質の概観（カラー口絵参照）

たとえば、先行研究において他者への共感の程度が社会的階級制（social hierarchy）や平等主義（egalitarianism）などの社会的概念にも反映しうることが示唆されている（Pratto et al. 1994）。また、ある集団内において多数派グループ（majority group）と少数派グループ（minority group）とでは他者に対してより好意を示す傾向が、相手の所属するグループやそのグループの置かれている状況などによって異なることが示唆されている（Dovidio et al. in press; Hewstone et al. 2002）。この傾向の違いは、たとえばどのような状況で、どの程度、どのような他者に対してより共感するか、などの他者への共感の傾向にも反映されうるということが考えられる。

それでは、このような社会的状況において他者の痛みへの共感の傾向の違いと神経活動とはどのように関連してくるのであろうか。

他者に共感する人ほど平等主義的傾向が強い？

他者の感情に共感する傾向が強い人ほど、階層的な社会関係よりも平等主義的な社会関係を好むということが、これまでの研究で示唆されている（Pratto et al. 1994）。チャオら（2009c）は、社会的階級制を好む傾向と他者に共感する際の脳活動がどのように関連するのかを調べる実験を行った。

実験には白人系アメリカ人14名が参加した。他者に共感する傾向への性別の違いによる影響を統制するために、実験参加者は女性のみであった。脳活動計測中の課題では他者が洪水などの自然災害で被災した場面、および仲間と会話をしている場面など、他者が特に苦痛を感じてはいない日常的な場面の2種類のカテゴリーの写真を呈示され、それぞれの写真を呈示されたときに写真の人物をどのくらい気の毒に感じるかという評定を行った。また、個々人がどのくらい社会的階級制を好む傾向があるかを尺度化するために、24項目から成る社会的優位性志向（social dominance orientation; ＳＤＯ）（Pratto et al. 1994）の質問紙への回答を課題終了後に行った。ＳＤＯ質問紙の結果では、スコアが高いほど社会的階級制を好む傾向が強い、逆に、スコアが低いほど平等主義的な社会関係を好む傾向が強いことを示す。

結果では、他者が心痛を受けている場面の写真が呈示された際に前部帯状皮質、左大脳半球の前部島皮質、上前頭回、中前頭回、下前頭回などの領域でより高い活動が見られた。また、ＳＤＯのスコアと前部帯状皮質、左の前部島皮質の活動との間に負の相関が見られた。すなわち、社会的階級性を好む傾向が強い人ほど、これまでの研究で他者への共感に関連することが示唆されている前部帯状皮質、左の前部島皮質の活動が低かったことを示す。裏返して言えば、平等主義的な社会関係を好む傾向が強い人ほど、他者へ共感している際にこれらの脳領域の活動が高かったことを示している。これらの結果は、前部帯状皮質、左の前部島皮質がこれまでの研究で示されているように他者の物理的な苦痛への共感に関連するのみではなく、他者の心理的な苦痛への共感にも重要な役割を果たすことを示唆している。また同時に、他者の心の痛みに共感する傾向が強い人ほど、平等主義的な社会関係を好む傾向が強いという、これまでに行動レベルで示唆されてきた傾向を神経活動レベルでも裏付ける結果と言えるであろう。

利他的行動と内側前頭前皮質

人は、自分がリスクを負っても他者の利を優先するという利他的な行動をとることがしばしばある。これは、相手が自分と親しい存在であったり、同じグループに所属するメンバーであったりした場合に特に顕著である。先行研究において、相手を自分と似た存在と捉えるほど、もしくは相手を自分と近い存在と捉えるほどその相手に対してより強く共感しより利他的な行為を示す傾向があることが示唆されている（Aronet al. 2004; Cialdiniet al. 1997; Dovidioet al. in press; Preston & de Waal 2002）。また、ある集団の少数派グループは多数派グループよりも自分のグループに所属しているという意識が強いということが示唆されているが（Knowles & Peng 2005; Phinney

1996）、これらの研究から、少数派グループが多数派グループよりも同じグループの他者に対してより強い共感を示し、より利他的な行為を示すであろうということが考えられる。

マートゥルら（2010）は、米国において少数派グループとされているアフリカ系アメリカ人、および多数派グループとされている白人系アメリカ人を対象とした実験を行い、同じ民族グループに所属する他者、異なる民族グループに所属する他者に対する共感の強さ、利他的な行為の程度と脳活動とがどのように関連するのかを調べた。実験にはアフリカ系アメリカ人14名（女性10名、男性4名）、および白人系アメリカ人14名（女性13名、男性1名）が参加した。脳活動計測中の課題では、同じ民族グループの他者、もしくは異なる民族グループの他者が自然災害で被災した場面、および他者が特に苦痛を感じてはいない日常的な場面の合計4種類のカテゴリーの写真を呈示し、それぞれの写真を呈示されたときに写真の人物をどのくらい気の毒に感じるかという評定を行った。実験参加者は課題終了後に再度同じ写真を呈示され、写真の人物の手助けをするためにどのくらい自分のお金および時間を費やしてもよいと思うかの評定を行った。また、個々人がどのくらい自分の民族グループに所属しているという認識を強く持っているかを尺度化するために、多集団エスニック・アイデンティティ測度（Multigroup Ethic Identity Measure: MEIM）（Phinney 1992）の質問紙への回答を行った。

結果では、アフリカ系アメリカ人では他者が苦痛を感じている場面の写真を呈示されたときにその人物を気の毒に感じるという評定が同じ民族グループの場合により高かったが、白人系アメリカ人では写真の人物に対して気の毒に感じる程度は同じ民族グループでも異なる民族グループでも差は見られなかった。また、他者が苦痛を感じている場面の写真を提示されたときにその人物に対してより気の毒に感じると評定した人では、前部帯状皮質、右の前部島皮質、内側前頭皮質の活動がより高いという結果であった。さらに、ＭＥＩＭスコアの結果は白人系アメリカ人と比較してアフリカ系アメリカ人で自分の民族グループに所属するという認識がより強いということを示しており、この認識が強い人ほど同じ民族グループの他者が苦痛を感じている場面の写真を呈示されたときにより気の毒に感じたという結果であった。利他的な行為に関連する評定では、アフリカ系アメリカ人では同じ民族グループの他者が苦痛を感じている場面の写真を呈示されたときにその他者を手助けするためにより高い金額のお金、およびより多くの時間を自分が費やしてもよいという評定結果であったが、白人系アメリカ人では写真の人物が同じ民族グループの場合と異なる民族グループの場合とで自分が費やしてもよいと考えるお金の金額と時間の程度に差は見られなかった。また、同じ民族グループに対してより多くのお金と時間を費やしてもよいと評定した人ほど、同じ民族グループの他者が苦痛を感じている場面の写真を呈示されたときに内側前頭皮質の活動が高いという結果であった。さらに、マートゥルら（in press）は、自分の民族グループへ所属しているという認識の強い人ほど、同じ民族グループの他者の写真を呈示されたときに内側前頭皮質の活動がより高いという結果を報告している。

　すなわち、白人系アメリカ人と比較してアフリカ系アメリカ人では自分の民族グループに所属しているという認識がより強く、また、同じグループの他者が苦痛を感じている場面を呈示されたときにより強い共感を示し、その他者を手助けするためにより多くのお金と時間を自分が費やしてもよいと評定したということを示す。さらに、他者への共感が強い人ほど前部帯状皮質、右の前部島皮質、内側前頭皮質の活動がより高く、自分の民族グループに所属しているという認識の強さ、および利他的行為の程度が内側前頭皮質の活動と相関するということを示している。内側前頭皮質はこれまでの研究で自己に関連する認知処理に重要な役割を果たす領域であることが示唆されている（Ochsner et al. 2004, 2005; Northoff & Bermpohl 2004; Northoff et al. 2006）。これらの結果から、マートゥルら（2010）は、他者の苦痛への共感には前部帯状皮質、島皮質といった領域が重要な役割を果たすが、さらにその他者に対して利他的な行動をどのくらい示すかは他者を自分とどれほど近い存在と捉えるかというような、内側前頭皮質における自己関連処理が関係しているのではないかと述べている。他者に対する利他的な行為というのは、他者への共感、自己と他者を関連付ける処理などの複数の認知処理が協調することで初めて成されるのかもしれない。また、それぞれの認知処理において文化的背景や社会的状況などの影響が加わることが、ヒトの社会的な認知処理をより多彩で複雑なものにしているのだと言えるかもしれない。

おわりに

この章では、自己と他者の認知、他者の痛みへの共感という2つの大きなトピックを軸に、文化的背景の違いがヒトの社会における複雑な認知処理やその基盤となる神経メカニズムにどのように反映されうるのかということをいくつかのｆＭＲＩ研究の例を示しながら見てきた。もちろん、ここで紹介してきた認知処理は、ヒトの社会生活における多数の複雑な認知処理のほんの一握りどころか、ほんの一摘みにすぎないであろう。しかしながら、これらの例は文化的背景の違いが物事の捉え方や考え方などの認知処理の違いに多かれ少なかれ反映しうるということを如実に示している。個々人の日常生活においても、価値観の異なる相手とのコミュニケーションが必要となるような状況に置かれることは珍しくはない。そのようなとき、自分がその人の立場に置かれたらどのように物事を捉えるだろうかと考えてみるだけではなく、その人の価値観でその人の立場に置かれたらどのように物事を捉えるだろうかと考えてみると、また違った視点から物事が見えてくるかもしれない。

謝辞　まず始めに、このような執筆の機会を与えて下さった苧阪直行先生に心より御礼申し上げます。また、本稿の執筆にあたり貴重な御助言を頂きましたオタゴ大学の宮原資英先生に御礼申し上げます。最後に、ここで紹介させていただきました研究は、筆者がノースウェスタン大学のジョアン・チャオ博士の下で研究を行わせて頂いておりました折に研究室で精力的に行われていた研究の一部であり、実験にあたり多大なる助力を賜りました当時のリサーチアシスタントのドナ・ブリッジさん、トリキシ・リプケさん、ジェイソン・シメカさんには改めてここで感謝の意を述べたいと思います。

5　社会脳と精神疾患
——脳画像研究から見た統合失調症

村井俊哉

はじめに

読者の皆さんは『ビューティフル・マインド』という映画を見られただろうか？　後にノーベル賞経済学賞を受賞することになる数学者、ジョン・ナッシュ（1928–）の半生を描いた２００１年の米国映画である。

ナッシュは17歳でカーネギー工科大学に進学、１９４８年に修士号を取得後、プリンストン大学に移った。そのときの推薦状は「この男は天才である」の一言のみだった、という有名な逸話がある。１９５０年、非協力ゲームに関する論文“Non-cooperative Games”で博士号を取得したが、この成果が１９９４年のノーベル賞受賞につながることになる。

天才数学者としての目覚ましい成功の一方で、次第にナッシュは得体のしれない被害妄想に苦しめられるようになる。

今日、精神科医が用いる精神障害の診断の手引き書には、たくさんの病名が列挙されているが、多くの精神科医が、統合失調症（schizophrenia）こそが、数ある精神疾患の中でも、自分たちが医師として関わっていく中核に位置する疾患と考えている。その理由はさまざまであるが、まず、この疾患に罹患する人の数が多いことが挙げられる。特定の個人が生涯のうちにこの疾患を発症するリスクはおよそ1％である。さらに、好発年齢は20歳代という若年であり、そして生涯にわたって完治することなく経過することも多い。そのため、治療は、当事者、家族、そして医師が協力し、何年もの時間をかけながら取り組んでいかなければならない。

今日、精神科医が統合失調症という病気を診断する際には、幻覚や妄想などの精神病症状が、診断の決め手となる。本人や家族から得られた情報から、自分の行動について繰り返し口を挟んでくるような幻聴など特有の症状が明らかになれば、精神科医は、統合失調症という診断に大きく近づくことになる。しかし精神科医がこの疾患の治療に長く関わっていくとき、当事者、治療者、そして家族にとっての関心事は、学業のこと、就労のこと、家庭内生活のこと、といった社会の中での生活のことへと重心が移っていく。ジョン・ナッシュが悩まされ続けたような被害妄想には、ある程度、現代の薬物療法が力を発揮する。しかし、統合失調症に罹患した人の中には、被害妄想や幻聴がある程度回復した後にも、対人コミュニケーションの不器用さなどによって、学業や職場などへの復帰がうまくいかない者が少なからずいるのである。

統合失調症を患う人たちが抱えるこのような社会生活の困難には、さまざまな原因が考えられる。幻覚や妄想などの症状の治療のために、入院生活が長引いたり、この病気に対する偏見のために社会的に孤立した状態になってしまうこともある。したがって、結果として社会生活から疎遠になり、適切な対人コミュニケーション能力を失ってしまった、という可能性も考えられる。また、統合失調症の治療に必要な薬物（抗精神病薬）の作用でもあり副作用でもある鎮静作用が強すぎて、対人状況で十分な注意力が発揮できない、ということも考えられる。

しかし、それらの可能性だけでなく、最近、注目を浴びている仮説は、統合失調症という病気それ自体が、社会性を支える脳構造に病的な変化を引き起こしており、そのような脳の病理的変化の結果として、社会的な能力に障害が見られているのではないか、という考えである。

本書では、それぞれの執筆者が、社会認知と呼ばれる認知能力のさまざまな側面について論じ、またそのような認知能力を支えるような神経基盤についても論じている。このような研究領域は「社会神経科学（social neuroscience）」と総称されるが、この研究領域の最近の進歩を踏まえた上で、臨床に携わる精神科医が、自らが治療にあたっている統合失調症の病態について考えてみたとき、もしかすると、その病態の多くが、社会認知・社会脳の障害として説明できるのではないか、ということに思い至ることになったのである。

経験的には、精神科医は以前から、統合失調症患者では、他者の感情、信念、意図を適切に読み取り、それらを自らの適切な意思決定へとつながていく能力、すなわち、社会認知能力に問題がある場合がある、ということを感じてはいた。しかし、社会認知に関する実験心理学的研究の進展に後押しされて、そのことを、統制された実験課題を用いて示す研究が報告されはじめた。さらには、これから本章で紹介していく高解像度ＭＲＩによる形態学的研究の結果は驚くものであった。統合失調症において形態学的異常が見られる脳領域が、社会認知の基盤を成す脳領域、いわゆる「社会脳」、と驚くほど一致することがわかってきたのである（図5−1）。

たとえば、『ビューティフル・マインド』で描かれるジョン・ナッシュの生涯を見ていても、彼の初期の被害妄想やその後の自閉的生活が、もともと存在した脳の障害によって生じているという感覚は、精神科医ではない一般の人はなかなか持ちにくいだろう。むしろ、数学の難問に取り組みすぎたことが、この病気の発症の原因ではないか、などの解釈モデルを思いつく人が多いと思う。後者のような病気の理解のしかたは、心理学的説明と呼ばれる。一方で、脳の障害からの病気の理解のしかたは、生物学的説明と呼ばれる。統合失調症という病気はまだその病態の基本的な部分さえも明らかにされていないため、どちらの説明が妥当かということについて、決定的な答えは現在のところは存在しない。しかし、後者の説明、すなわち生物学的説明で、理解できるところまで考えてみようというのが、これから紹介していく筆者らの一連の研究である。

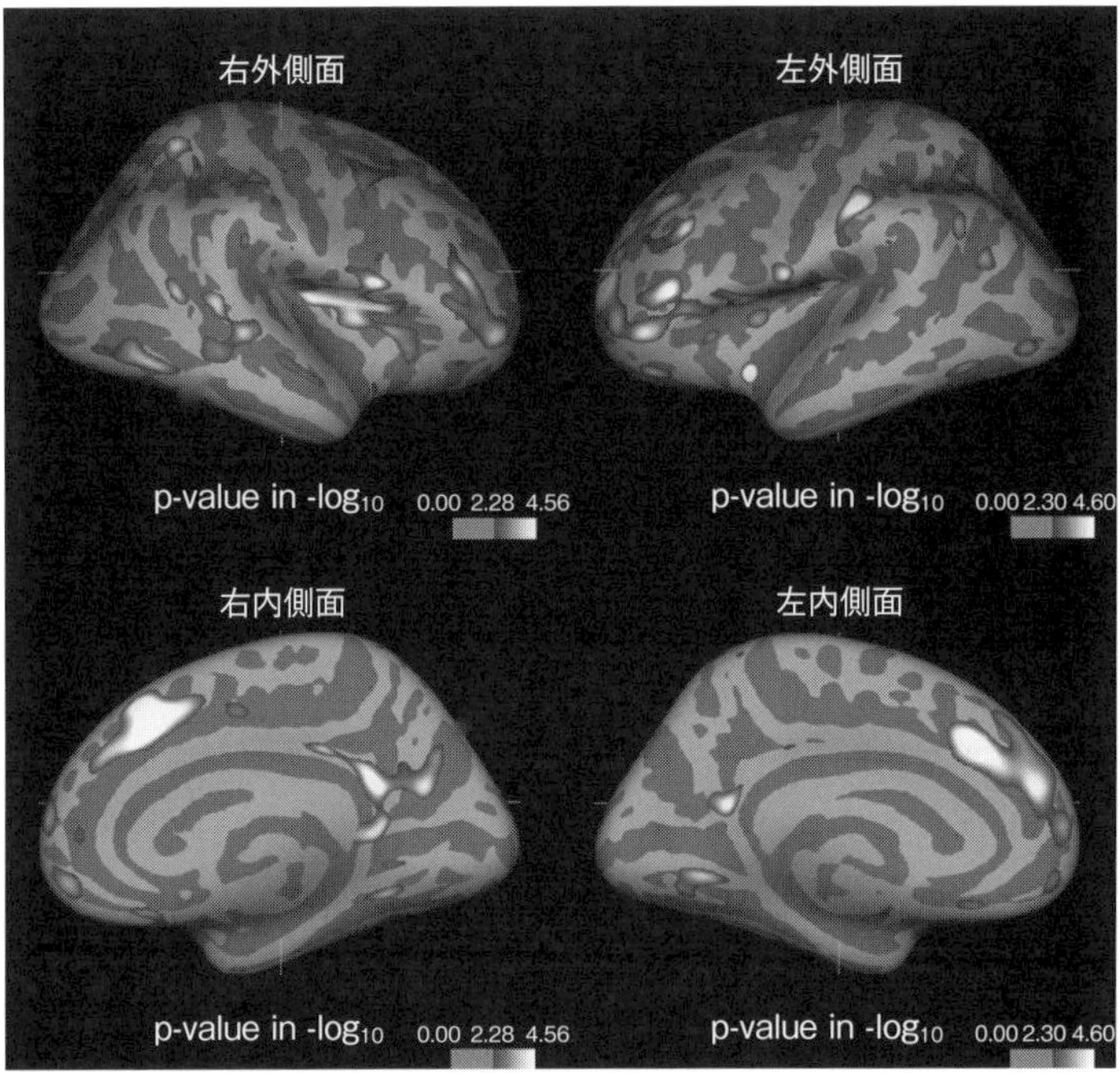

図 5-1　統合失調症における大脳皮質厚減少部位（Kubota et al. 2011）
（カラー口絵参照）

研究の実際

読者のほとんどは、このような研究に実際に携わったことはないだろうから、まずは具体的なイメージをつかんでいただけるよう、筆者らが実際に研究をどのように進めているのかという話から始めたい。

筆者の所属する精神医学の教室ではおよそ8年前から、統合失調症の神経画像研究を始めている。現在では研究に関わる医師や学生も増えてきたが、初めは筆者を含む数名で研究を開始したので、筆者自身が外来や病棟で直接診療に携わっている方を対象に、この方なら症状も落ち着いており、研究に参加していただいても大丈夫であろうという見極めのもとに、研究協力をお願いするところからスタートした。幻覚や妄想などの精神症状の評価を筆者自身で行って、週1日と設定していた画像の撮像日には、精神科病棟から２００ｍぐらい離れたところにあるＭＲＩ室までの徒歩での往復を自ら付き添った。ＭＲＩ室では機械を操作できる1人の大学院生が待機していた。ＭＲＩに金属を持ち込むことは極めて危険なので、衣類のポケットなどに金属が残されていないかの確認を、口頭に加えボディーチェックで行った上で、実際の撮像を行った。研究で利用しているＭＲＩ装置の維持・管理は極めて複雑であるが、これらの点については、ＭＲＩ装置を保有する脳機能総合研究センターの研究者からの技術的支援を得た。MRI撮像自体は1時間程度であるが、インフォームド・コンセントやさまざまな心理検査などを実施していると、1人の被験者の検査には優に半日を要した。1～2週間に1名程度の検査というゆっくりとしたペースでの研究の進め方ではあったが、それでも1年以上も根気よく続けていると、患者群、健康対照群のそれぞれ20名の方に、研究に協力してもらうことができた。以下では、これらの被験者を対象とした2つの研究を紹介する。両群とも、男女は同数であり、また平均年齢は39歳、統合失調症群については、平均の罹病期間は12年、すなわち精神医学的にいうと「慢性期」に該当する人たちが被験者のうちの多数を占めていた。

表情の認知と扁桃体

筆者らが最初に注目したのは、他者の顔からその感情を読み取る能力（情動的表情認知）であった。対人場面、社会的状況では、他者のわずかな表情の変化を、意識的であれ、無意識的であれ、私たちが気づくことができるかどうかは、とても大切である。自分の何気ない一言に相手がむっとした顔をしたのであれば、次の自分の一言には細心の注意を払わねばならないし、唐突に相手の表情が何かにおびえた様子になったのに気づけば、相手が何を怖がっているのか、周囲や自分自身の態度に注意を向けることが大切だろう。もちろん、こういったことを完璧にこなせる人などはほとんどいないだろうが、それでも、この能力が標準的な程度と比べ損なわれているとしたら、それは、社会生活上も大きな困難になるだろう。そのようなことが、統合失調症という精神科の病気では起きているのではないか、というのが研究の出発点である。

実際、筆者らが以下の研究を始めるより前から、統合失調症被験者群では、情動的表情認知能力に障害が見られるという実験心理学的研究が多数存在していた。そのような先行する研究に加えて、筆者らが特に知りたいと思ったのは、では、そのような情動的表情認知能力の障害はなぜ起きるのか、という点である。筆者らのそのような疑問に対して、非常に参考になる研究が一つ知られていた。それは、このような情動的表情認知能力は、扁桃体と呼ばれる脳構造が両側で損傷した人では、著しく障害されるという報告である（Adolphs et al. 1994）。

これらの前提を踏まえた上で、統合失調症群では扁桃体の体積が減少していて、そのことが情動的表情認知能力の障害につながっているのではないか、という仮説を検討することにした(Namiki et al. 2007)。

撮像した構造的ＭＲＩ画像からは、扁桃体の体積測定を手作業で行った。扁桃体は１０００㎣程度の小さな構造である。また、周辺の組織との境界の判定には、それぞれの脳構造の解剖学についての知識が必要で、後で紹介するようなコンピュータによる自動処理では、周辺の組織から正確に分離することができない。そこで、研究に携わった大学院生は、扁桃体とその周辺構造の解剖学と、それがMRI信号にどのように反映されるかについて十分に学習した上で、その境界を確定していった（図5-2a）。一方、情動的表情認知については、両側扁桃体損傷例でその障害を検出できることが示されていた既存の検査を用いて評価した（Adolphs et al. 1994）。さまざまな感情を表現する顔写真を一枚ずつ被験者に示していき、被験者はそれらの顔が、どの程度、悲しみ、怒り、喜びなどの感情を表しているかを答えていく、そういう課題である。

結果、扁桃体体積は、左右とも、統合失調症被験者群で減少していることが示された（図5-2b）。また、悲しみ、驚き、嫌悪、怒り、の4情動について、患者群で情動的表情認知の成績低下が示された。これらの結果を確認した上で、患者群の中で、扁桃体体積が減少している被験者のほうが、情動的表情認知がより障害されているかどうかを解析した。この最後の問いに対する答えは、部分的にのみイエスであった。すなわち、左扁桃体体積と悲しみ情動の表情認知には相関が見られたが、その他の情動については同様の相関が見られなかった。以上の結果から、筆者らは、「統合失調症の扁桃体病理は、情動的表情認知障害を部分的に説明できるだろう」という仮説を提案した。

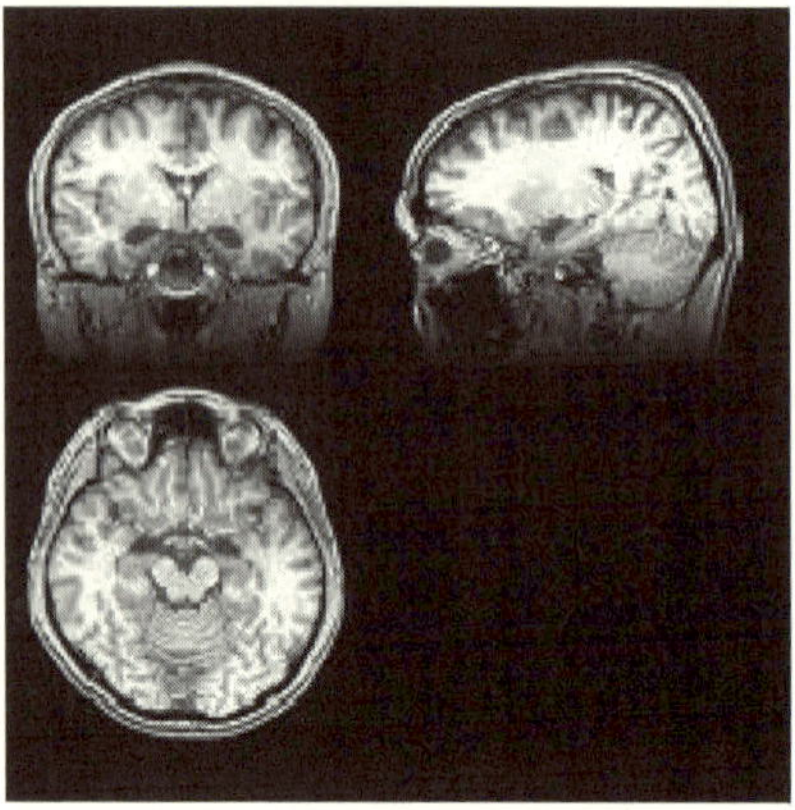

(a)

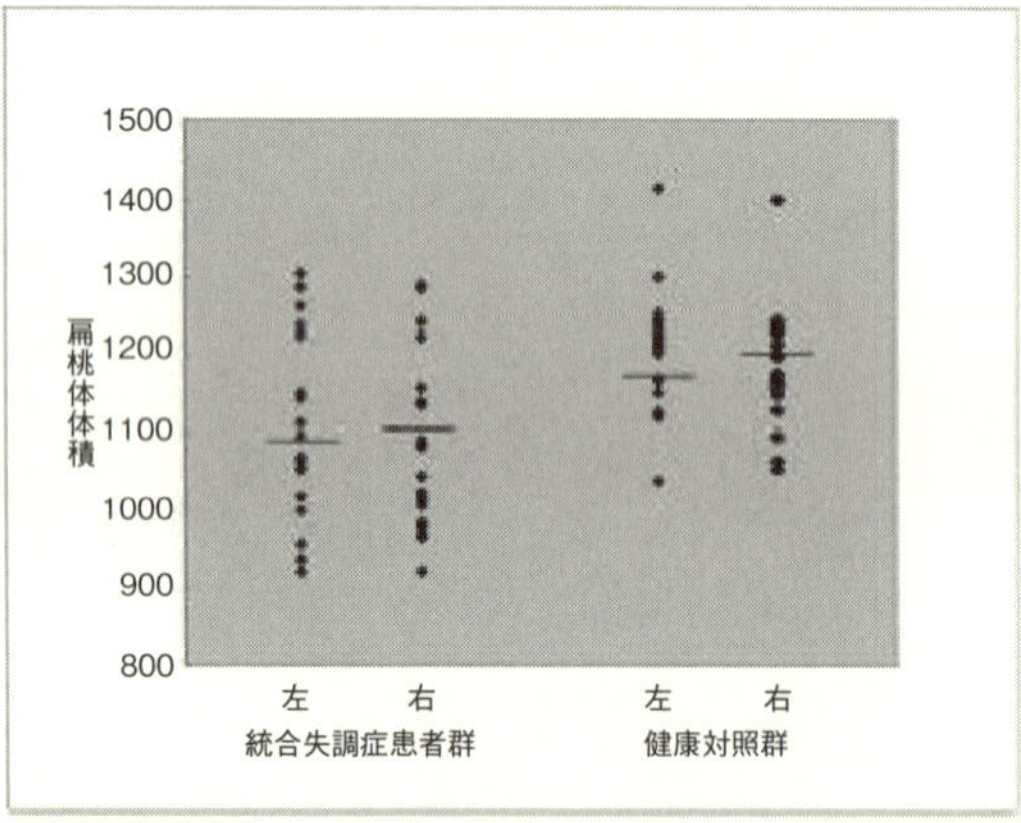

(b)

図 5-2　統合失調症における扁桃体の体積減少（Namiki et al. 2007）

社会状況での情動認知と扁桃体

以上が、私たちが得た初めてのデータだったが、この結果を目にしたときに、新たな問題意識が浮上した。上述した社会神経科学の研究は、社会認知とそれを支える社会脳ということについての理解を急速に深めていた。そこで明らかになってきたことは、社会認知と一口にいっても、それは一枚岩のものではなく、そこには、情動的表情認知以外にも、さまざまな能力が含まれ、そしてそれらの個々の能力の実現に中心的な役割を果たす脳領域は、互いに重なり合いもあるが違いもある、ということだった。

このことは、統合失調症の社会認知障害についても当てはまるだろう、と筆者らは考えた。実際に多くの患者の治療にあたる臨床医の立場から見ても、統合失調症という同じ病名で治療を受けていても、対人コミュニケーション能力の得手不得手の程度には大きな個人差があり、また内容的にも大きな差が見られる。そこで、統合失調症の社会行動障害の背景を成す社会認知障害は単一ではなく複数存在する、そして、おのおのの社会認知障害の背景には（一部重なり合いはあるとしても）異なる脳領域の病理が存在する、という仮説を立てた。このような推測のもとに、筆者らは、もうひとつ別の課題についても、脳との関連を考えてみることにした。次に用いたのは、上述の情動的表情認知課題よりは、もう一歩「社会的な」課題である。対象は、先述の研究で協力を得たのと同じ被験者群である。

被験者には、人物が複数映っていて、たとえば互いに言い争っているなど、社会的状況を表すような写真を複数提示した。人物の顔は、後ろを向いているなどの工夫で、写真上は見えないようにしてある。これらの社会状況の写真とは別に、特定の感情を表出した顔写真を並べて提示した。被験者に与えられた課題は、感情を表す顔写真が示しているのと同じ感情と表しているだろう人物を、複数の社会状況写真の中から選択する課題である。

この課題は、表情を表す写真を見てその感情が（恐怖や怒りなど）何であるかを答える先述の課題とは異なっており、他者のパースペクティブに立ち、他者の感情に共感する力も求められる。このような能力の基盤には、広範な脳領域、特に前頭前皮質が重要な役割を果たすことが、これまでの社会神経科学の研究から知られていた。そこで筆者らは、統合失調症においても、そのような認知と脳の関係が見られるのかを調べることにした（Yamada et al. 2007）。

ただし、前頭前皮質という広い領域の形態学的異常を調べるには、扁桃体の研究で行ったような手作業に頼っていると、時間がかかるだけでなく、不適切な面もある。そこで、この研究では、ボクセル・ベイスト形態計測（voxel-based morphometry: ＶＢＭ）（Ashburner & Friston 2000）と呼ばれる、今日の統合失調症の神経画像研究では、おそらく最も頻繁に用いられることになった統計学的な体積評価方法を用いた画像解析を行うことにした。

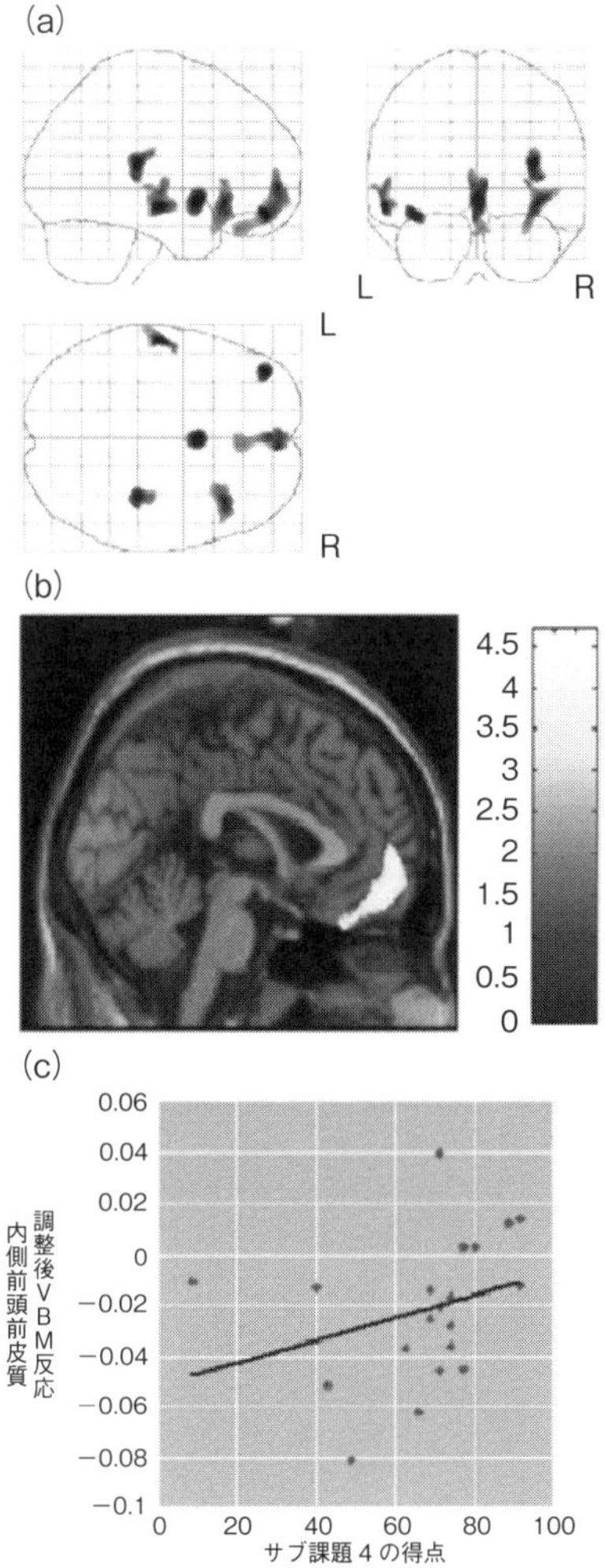

図 5-3　統合失調症における、社会状況と表情のマッチング課題における成績低下と内側前頭前皮質体積減少との相関（Yamada et al. 2007）（カラー口絵参照）

画像解析の結果、研究に参加した統合失調症被験者では、健康対照群と比較して、左上側頭回、内側前頭前皮質、右前帯状回、両側腹内側前頭前皮質、右島皮質で体積減少が認められた（図5－3a）。また、上述の、社会状況と表情写真のマッチング課題では、統合失調症被験者群での成績低下が認められた。私たちの関心は、統合失調症で形態学的異常がこれら見られる多数の領域の中で、特にどの脳領域が、ここで用いた社会認知課題と関連を持っているかという点であった。そのため、形態学的異常の見られた各領域の体積と、社会認知検査成績の関連を解析したところ、統合失調症被験者の中でも、社会状況・表情マッチング課題の成績が悪い者ほど、内側前頭前皮質の体積が低下しているという相関が認められた（図5－3b、c）。

以上の結果から、統合失調症では、社会状況下にある他者について、その感情を理解することに困難があり、さらにその困難は、内側前頭前皮質の病理が関与していると、筆者らは推測した。

脳損傷研究による傍証

以上、筆者らが行ってきた一連の研究から、初期に報告した2つの研究について紹介した。それぞれの報告は、それぞれが新しい知見を提供しているが、両者を別々に見るのではなく、両者の結果を併せてみることから、わかってくることもある。

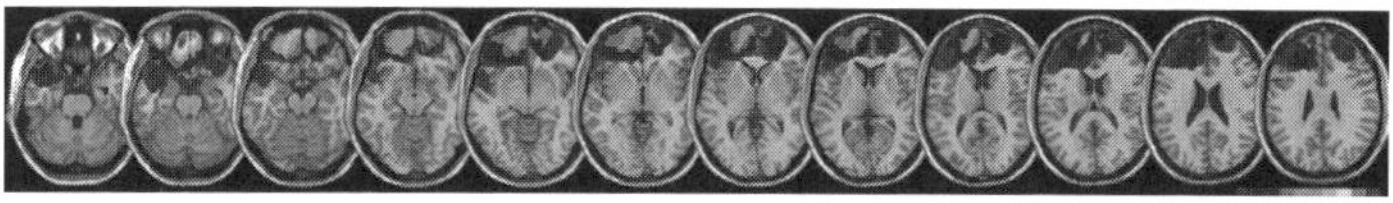

図 5-4　外傷性脳損傷 10 名の脳損傷部位の重ね書き（Yamada et al. 2009）（カラー口絵参照）

まず、統合失調症における社会認知障害といっても、それは一種類のものではないということである。そして、今回はその結果は示さなかったが、ある被験者では、一方の課題の成績が悪いが、別の被験者では、他方の課題の成績が悪いというように、被験者ごとに、得意・不得意がある。そして、それぞれの社会認知の障害には、異なる脳領域の病理が関係している。

このような私たちの解釈の正当性についてのひとつの傍証を得るために、私たちは、もうひとつの研究を実施した。研究に参加してもらったのは、外傷性脳損傷によって前頭葉に脳損傷を持つ人たちである（Yamada et al. 2009）。

研究協力を得た10名（8名が男性）の脳損傷部位は、臨床的な目的で撮像したMRIをもとに、外傷性脳損傷の画像診断に熟練した医師が確定した。確定した損傷部位の広がりを、テンプレートとなる標準的な脳の上に描き、それらを重ね合わせたのが図5-4である。

赤や黄色で表示されているところは、多くの被験者で損傷が見られた部位である。すなわち、これらの脳損傷患者の多くは、前頭葉、特に前頭極から腹内側前頭前皮質にかけての損傷を有していたことがわかる。病変部位を確認した上で、これらの被験者に、上述してきた2つの研究での社会認知課題（情動的表情認知課題と、社会状況下にある人物の情動を推測する課題）を実施してもらった。

結果、情動的表情認知課題では、前頭葉にこれほど広範な損傷を持つにもかかわらず、これらの被験者の成績は統合失調症群より良好な傾向にあった（図5-5）。一方で、社会状況下での情動推測課題のほうでは、脳損傷群にも統合失調症群と同等の水準の成績低下が見られた。

これらの結果は、上述の2つの社会認知課題のうち、社会状況下の情動認知課題のほうが、前頭葉との関連が強いということを示唆している。したがって、統合失調症群では2課題ともに成績低下が見られたものの、統合失調症の前頭葉の病理がその背景として示唆されるのは、社会状況下の情動認知課題のほうである、という推測が可能となる。一方で情動的表情認知課題のほうは、統合失調症の前頭葉の病理との関連はそれほど深くない、すなわち、扁桃体との関連を示唆した筆者らの扁桃体体積測定研究と矛盾しないと考えられる。

以上のように、脳損傷被験者に、健康対照群に加えてのもうひとつの対照群として、研究に協力してもらうことによって、統合失調症の社会認知の神経基盤についての理解が、より明確になった。統合失調症のように、一例一例を見ていたのでは、脳の特定の場所に明らかな損傷が見られない精神疾患では、本研究のような研究手法が、一般的に有用ではないか、と筆者らはこの研究の結果から感じている。

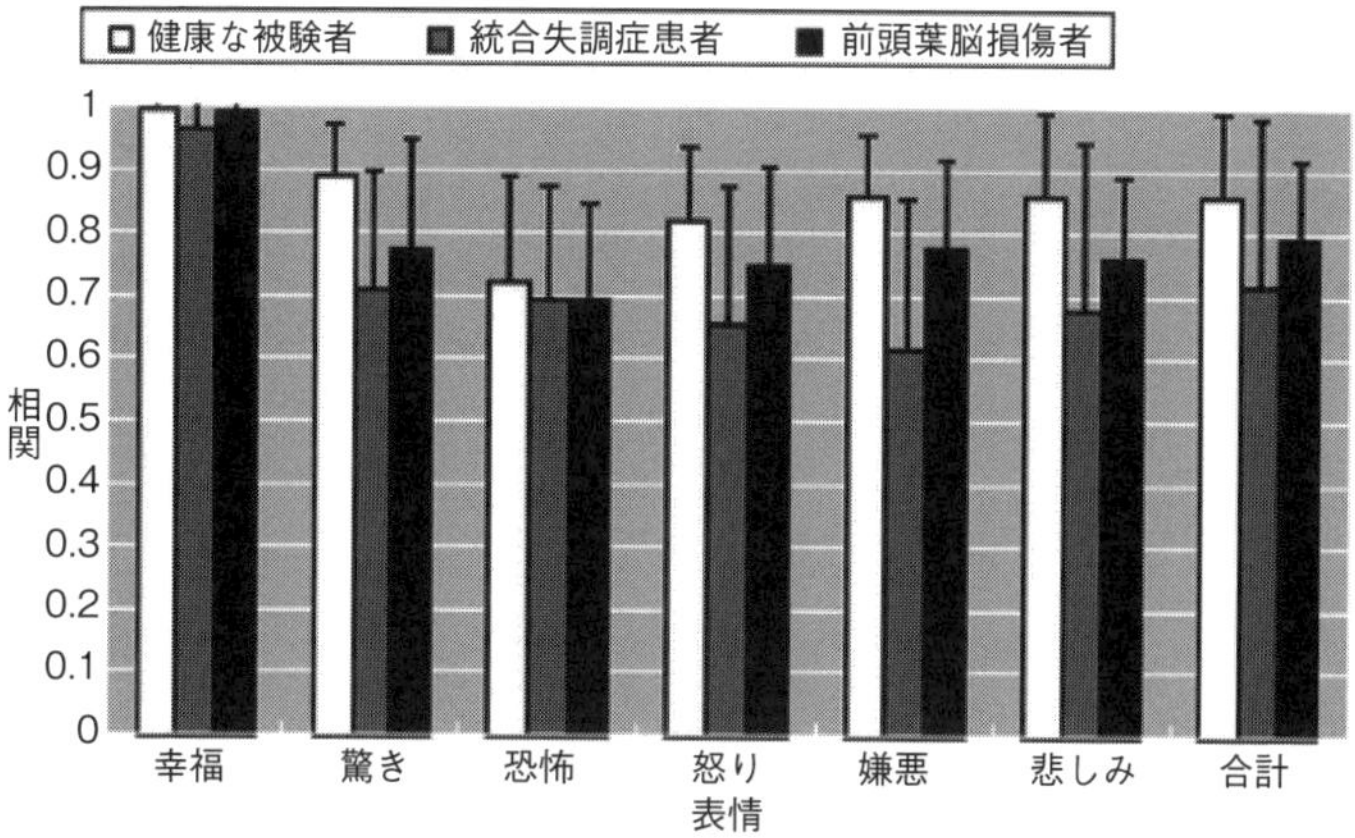

図 5-5　情動的表情認知課題の成績（Yamada et al. 2009）
Y 軸の相関は、本実験課題での情動認知成績の指標で、値が高いほど成績が良いことを示す。

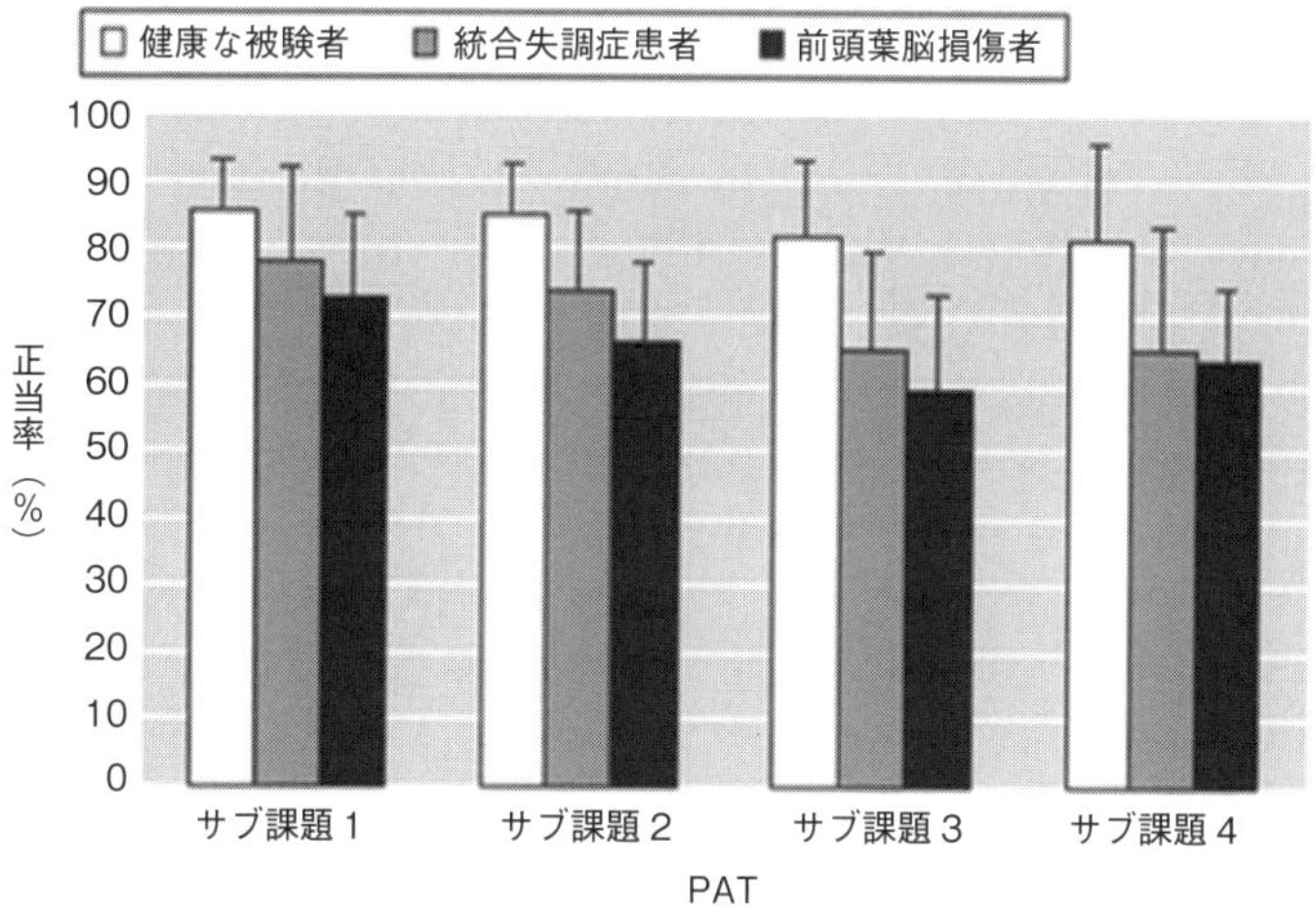

図 5-6　社会状況下での情動認知課題の成績（Yamada et al. 2009）
本稿では、右端のサブ課題 4 についてのみ言及。

統合失調症の社会認知障害の多様性

以上の研究から、筆者らは、統合失調症の社会認知障害が多様であること、また、その基盤となる脳領域は、社会認知のドメインごとに異なる可能性があるという仮説を持つに至った。その後も筆者らは、上記の2つ以外の社会認知の側面についても、研究を続けているが、その結果は、筆者らのこの仮説を支持している。たとえば、「心の理論」課題の一種を用いた研究では、患者群における課題成績低下は左腹外側前頭前皮質の体積減少と関連した（Hirao et al. 2008）。また、自記式の多次元共感性評価尺度を用いた研究では「個人的苦悩」下位尺度の上昇が女性のみにおいて左背側前帯状回体積減少と関連し（Fujiwara et al. 2008）、実生活場面の社会行動を自記式評価尺度を用いて評価した研究では、遂行機能障害は両側の背外側前頭前皮質の体積減少と関連していた（Kawada et al. 2009）。さらには、失感情症（アレキシサイミア）と左縁上回（Kubota et al. 2011）、自記式評価尺度で評価した自閉症傾向と左上側頭溝周辺皮質（Sasamoto et al. in press）との関係も示された。

研究の限界

以上のように、筆者らは、統合失調症の社会行動の障害を認知障害の次元で捉え、さらに、高解像度のＭＲＩを用いて、認知障害の基盤となる脳領域について探索してきた。ただし、このような研究方法には、いくつかの重大な限界が含まれている。

「統合失調症において社会認知障害が認められた」とか「扁桃体の体積減少が認められた」といった記述は、学術論文の抄録ではよく用いられる表現であるし、筆者らもその慣例に従っている。しかし、実際には、たとえば図５-２ｂを見ていただけるとわかるように、結果として示されたのは群間での統計的な差異であって、健康被験者との間には大きなオーバーラップが見られることがわかる。すなわち、「群として見た場合には、統合失調症患者群には、健康被験者群と比べ、社会認知の成績が悪い傾向があり、また社会脳と呼ばれる脳領域の構造異常が見られる傾向がある」、というのがより正確な表現である。統合失調症と診断される被験者の中には、健康被験者よりもこのような課題成績が良かったり、扁桃体体積が大きかったりする者も存在するのである。このことは筆者らの研究だけでなく、広く統合失調症の画像研究に言えることであるが、論文の抄録の情報だけから、このような検査がすぐに診断に使えそうだ、というような早合点をしないことが大切である。これらの研究は、統合失調症の複雑な病態をひとつひとつ理解していく上では重要であるが、ただちに診断的ツールを提供するものでは決してないということである。

　もうひとつの限界は、筆者らの一連の研究は、それぞれが独立した単独の解析として行われたものであり、大規模な被験者群にすべての画像検査とすべての認知検査を実施し、トータルとしてのそれらの関係を多変量解析などにより包括的・網羅的に調べたものではない、という点である。すなわち、社会認知の個別のコンポーネントや、社会脳の個別の領域に着目し、それらの関係を調べるという方法をとっている。したがって、多数の社会認知のコンポーネントの中で、たとえば扁桃体の病理が関係するのは、情動的表情認知だけか、という問いに対しては、包括的・網羅的なかたちでデータを提供することができない。

　そのような網羅的な研究が行えない理由は、上述したような研究の実際の風景を思い浮かべれば、理解いただけると思う。1人の被験者に画像を撮像し、臨床症状を評価し、一般知能などの基本的な認知検査を行った上で、その上でさらに実施できる社会認知の検査は数種類に限定される。したがって、認知の主要な側面をすべて調べつくすという方法は現実的には困難である。このような研究遂行上の制約があるからこそ、どういう先行研究の基盤のもとに、何と何の関係を調べるか、という仮説設定が非常に重要となってくる。

今後の展望

筆者自身が、上記の研究で得た大きな洞察のひとつは、統合失調症というひとつの名称で呼称される疾患が、認知の水準でも脳の水準でも多様であるという事実である。冒頭で紹介したジョン・ナッシュの半生を見るとき、多くの人が心に抱くのは、「統合失調症という病気の根本、その本質は一言でいうといったい何なのだろうか?」という問いであろう。実際にそのような答えを提言している精神科医や研究者も多く存在する。しかし、筆者が上述の研究で感じているのは、認知や脳の水準に、これこそが統合失調症の本質的な病態である、という単一の要因はおそらくは存在せず、この精神障害は、さまざまな認知のコンポーネントが、個々人において、さまざまな割合で障害された、そういう複合体である、という直観である。

単一の要因では説明できないという提言は、科学的な仮説としてはやや残念な結論ともいえる。しかし、統合失調症と総称されてはいるものの、その症状や経過は現実には事例ごとに大きく異なり、極めて多様である。したがって、実際にこの障害の治療に携わる臨床医の実感には、筆者の提言は合うのではないかと考える。

紹介してきた研究の領域は、臨床医学に直結している。したがって、精神科医がその研究で積極的な役割を果たすことは必須である。しかし、研究の遂行には、優れた心理学、神経画像学の研究者の協力が欠かせない。すなわち、多分野の研究者の建設的な協力があってはじめて進歩が期待される研究領域である。統合失調症の病態と治療法の解明は、精神医学だけでなく、医学一般にとっても最重要課題のひとつである。多くの研究者、臨床医の皆さんが、この研究領域に関心を持ち、参入されることを願う。

6　他人の不幸は蜜の味――妬みと他人の不幸を喜ぶ気持ちの脳内メカニズム

高橋英彦

はじめに

はじめに本章で使用する妬み（envy）と嫉妬（jealousy）という用語の定義をしておきたい。両者は日常的には区別なく使用されているが、これは英語圏でも同様である。しかし、心理学、認知科学の分野では両者は異なる情動として扱われることがある。両方の日本語の単語が英語の単語と対応しているわけではないが、本発表では便宜上、妬みは envy に相当し、嫉妬は jealousy に相当するものとする。両者の違いを簡潔に説明すれば、envy は登場人物が２人ないしは２つの集団で成立するのに対し、jealousy は３人の人物を要するということになる。嫉妬には男女間の嫉妬や兄弟間の嫉妬がある。男女間の嫉妬は説明するまでもなく、男女のカップルと恋敵の別の男性（女性）が必要となる。兄弟間の嫉妬とは、発達心理学で扱われるテーマである。母親に2人目の子供が生まれたとき、母親はより手のかかる下の子に注意が向く。上の子は下の子に母親を独り占めされたと嫉妬を感じ、母親の気を引こうと赤ちゃんがえりしたりする。この場合も3人の人物が登場する。本章では、前半に妬み（envy）、後半に男女間の嫉妬（jealousy）の脳内過程について、われわれの知見をもとに概説する。これらの情動は誰でもが経験するありふれた情動であるが、これらが行き過ぎたり、歪んでいると社会に適応的でない行動に結び付き、その情動を経験する本人や情動のターゲットの人間に苦痛や困難をもたらす。

妬みの構造

妬みは洋の東西を問わず、悪い情動で慎むべきものとされ、〝他人を妬むな。嫉むな〟と教えられる。キリスト教では七つの大罪の一つに数えられ、仏教でも煩悩の一つに嫉《しつ》というものを挙げており、人を惑わし、誤った方向に導くものと考えられている。バートランド・ラッセルも妬みは人間の性質の中で最も不幸なものである。なぜならば、自分の所有しているものから喜びを見出すのではなく、他人の所有しているものから苦痛を見出すためだとしている。妬みは他人が自己より優れたものや特性を有している場合に、苦痛、劣等感、敵対心を伴う感情である。ただ、他人が自己より優れたものを有しているだけでは不十分であり、その比較の対象の物や特性が自己と関連性が高いか否かが妬みの強さを決定する（Smith & Kim 2007）。たとえば、自分が自動車好きで、知人が高級車を何台も乗り回していたら、知人のことを妬ましく思うかもしれないが、自動車に関心のない人間にとっては、それほど強い妬みは生じない。

　この点を踏まえて、私たちは、妬みの脳内基盤を検討するために大学生を対象に次のような実験を行った（Takahashi et al. 2009）。被験者にははじめに被験者本人が主人公であるシナリオを読んでもらった。主人公は大学生4年生で就職を考えている。本章の中では説明のために、被験者と主人公は男性とする（女性の被験者には主人公が女性で性別を入れ替えたシナリオを用意した）。就職には学業成績やクラブ活動の成績が重視されるが、主人公はいずれも平均的である。その他に経済状況や異性からの人気など平均的な物や特性を有している。シナリオには被験者本人以外に、3人の登場人物が登場する。男子学生Ａは被験者より優れた物や特性（学業成績、所有する自動車、異性からの人気など）を多く所有している。かつ自己との関連性が高く、被験者と同性で、進路や人生の目標や趣味が共通である。女子学生Ｂも被験者より優れた物や特性を所有しているが、学生Ａと異なり自己との関連性が低く、被験者と異性で、進路や人生の目標や趣味は全く異なる。女子学生Ｃは被験者と同様に平均的な物や特性を所有していて、かつ異性で自己との関連はやはり低い。実験1では3人の学生のプロフィールを提示したときの脳活動を機能的ＭＲＩ（ｆＭＲＩ）で検討した。私たちの予想通り、被験者の妬みの強さは学生Ａに対して最も高く、

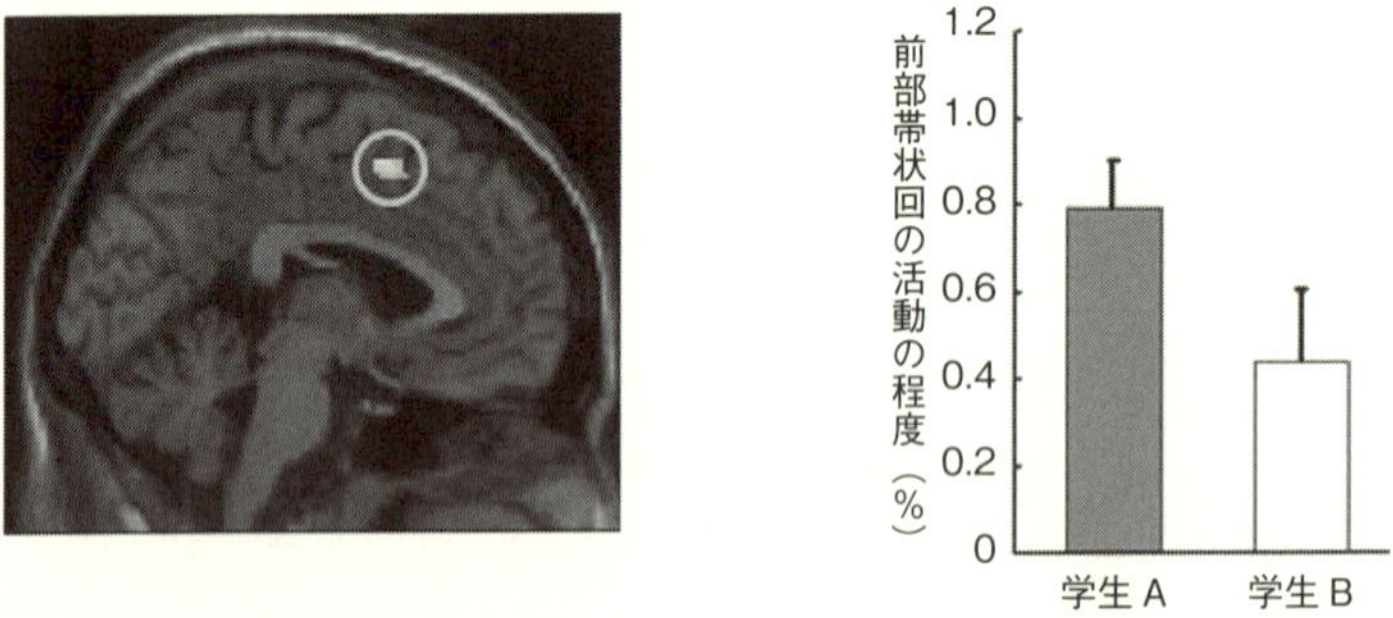

図 6‒1　最も妬ましい学生 A に対する妬みに関連した背側前部帯状回の活動（左）（カラー口絵参照）

最も妬ましい学生 A に対する背側前部帯状回の活動はそれほど妬ましくない学生 B に対する同部位の活動より強い（右）。

学生Ｂがその次に続き、学生Ｃに対してはほとんど妬みの感情は抱かなかった。それに対応するように、学生Ｃと比べて、学生Ａ、Ｂに対して背側前部帯状回がより強く賦活し、（図6‐1）、かつ学生Ａに対する背側前部帯状回の活動は学生Ｂに対するものより強かった（図6‐1）。個人内で妬みを強く感じたときに背側前部帯状回の活動が高いことを意味する。また、個人間の検討では妬みの強い被験者ほど、背側前部帯状回の活動が高いという正の相関関係も観察された。

他人の不幸は蜜の味

他人に不幸が起こると通常、私たちは共感や同情を示し、心配したりする。共感や同情の脳科学研究は近年、精力的に行われてきた。しかし、一方で、妬みの対象の他人に不幸が起こると、その不幸を喜ぶといった非道徳な感情を抱くことがある。ドイツ語には、Schadenfreude（シャーデンフロイデ）という「損害」と「喜び」を組み合わせた単語がこの感情を表すものとして存在する。普遍的な感情であると考えられるが、この感情を一語で表す単語は日本語にも英語にもない。英語圏でもこのドイツ語を外来語として使用することがある。

そこで、実験１に引き続き、被験者は実験２に参加し、その中で、実験１で最も妬ましい学生Ａと最も妬ましくない学生Ｃに不幸（自動車にトラブルが発生する、おいしい物を食べたが食中毒になったなど）が起こったときの脳活動をｆＭＲＩにて計測した（Takahashi et al. 2009）。その結果、学生Ａに起こった不幸に関しては、中等度のうれしい気持ちが報告されたのに対して、学生Ｃに起こった不幸にはうれしい気持ちは報告されなかった。それに対応するように学生Ａに起こった不幸に対して線条体の活動（図６-２）を認めたが、学生Ｃに起こった不幸に対してはそのような活動は認めなかった。また、不幸に対するうれしさの強い被験者ほど、線条体の活動が高いという相関関係も見出された。さらに実験１で妬みに関連した背側前部帯状回の活動が高い人ほど、他人の不幸が起きたときの腹側線条体の活動が高いという正の相関関係も認められた。

妬みは心の痛みを伴う感情であるが、身体の痛みに関係する背側前部帯状回が心の痛みの妬みにも関与していることは興味深い。妬みの対象の人物に不幸が起こると、その人物の優位性が失われ、自己の相対的な劣等感が軽減され、心の痛みが緩和され、心地よい気持ちがもたらされる。線条体は報酬系の一部であり、物質的な報酬を期待したり、得たときに反応することはわかって

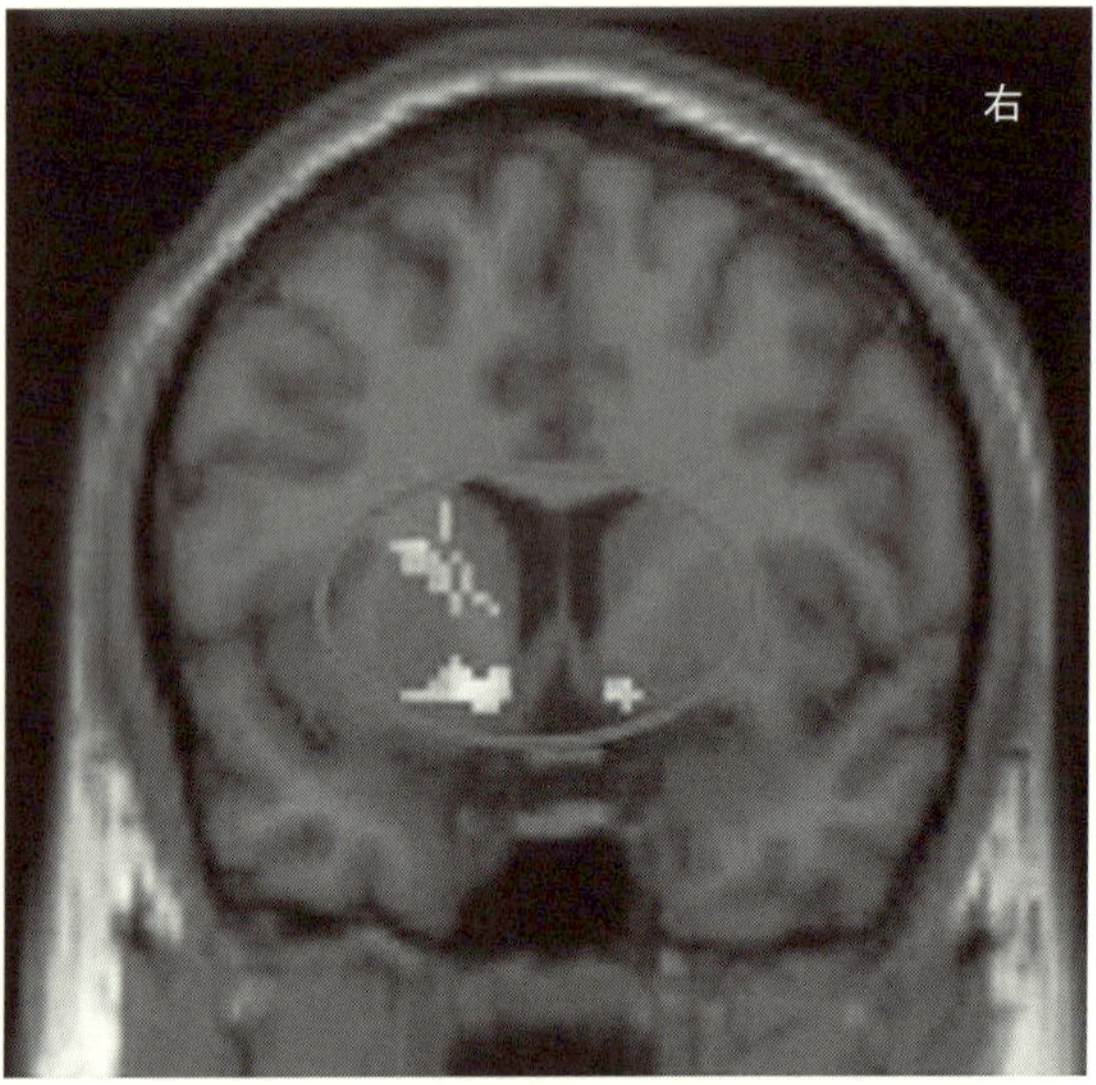

図6‒2　最も妬ましい学生Aに不幸が起きたときに感じる喜びに関連する線条体の脳活動（カラー口絵参照）

いたが、妬んだ他人に不幸が起こると他人の不幸は蜜の味と言われるように、あたかも蜜の味を楽しんでいるような反応が確認され、物質的な喜びと社会的な喜びの脳内過程も共通する面が多いことがわかってきている（Lieberman & Eisenberger 2009）。

妬みの機能

妬みは洋の東西を問わず悪い情動で慎むべきものとされると述べたが、それは妬みが他人の不幸を望んだり、喜んだり、さらには実際に悪意を持って他人に不幸をもたらそうとする動機となり、迷惑行為、犯罪行為といった非道徳で非生産的な行動に結び付くためとも考えられる。妬みの構造を考えた際に、妬みという心の痛みを軽減するには妬みの対象となる他人の自分に対する優位性が失われればよいわけで、その他人の足を引っ張るなどの行為で相手の優位性を低減すれば妬みは軽減される。こうした非生産的な痛みの解消法が強調されるので、妬みは悪い感情とみなされる。しかし、本当に人間にとって害ばかりで、不必要な情動や心の機能であれば、人間の長い進化の中で淘汰されてきても不思議ではない。こうした情動は人間にとって何か有益な機能も有しているからこそ備わっているのではないかと考えられないだろうか。妬みという心の痛みを軽減するには妬みの対象となる他人の自分に対する優位性が失われればよかったわけで、そのために質の高い物や特性を得ようと自分が向上するための努力をすることに結び付く。同時に、妬みの構造を再度、考えるとたとえ、相手が優れたものを有していても、それが自分に関連しなければ強い妬みは抱かない。狭い視野や目先の事象にとらわれ、相手の優れた面と同じ土俵や分野で比較するのではなく、広い視野で長い時間スパンでその妬みの対象の人物にはない良さを自分に見出そうとして、自分の新たな可能性を模索することにつながる。前者の痛みの解消法は垂直方向に建設的で、後者の解消法は水平方向に建設的と言える。

　最近、さすがに見直されてきているようであるが、少し前まではゆとり教育と称して生徒に劣等感を抱かせないために、運動会のかけっこで順位をつけなかったり、成績も相対評価ではなく絶対評価としているところがあったと聞く。敗者、弱者に配慮をすることはもちろん重要であり、過剰に競争をあおったりする必要もない。しかし、学童期にかけっこで負けるぐらいの劣等感や挫折感も抱かせず、妬みの感情も抱かせなかったら、はたして子供が、もっと練習して速く走りたいとか、代わりに水泳を頑張ろうといった向上心、探究心が育むのか懸念を抱かざるを得ない。建設的な心の痛みの解消法を十分に身につけないまま、大人の社会に入り、必然的に劣等感や挫折感を味わったとき、他人の足を引っ張るなどといった非生産的で時には破壊的な方法でしか心の痛みの解消をできないのではないかと懸念してしまうのは著者だけであろうか。

嫉妬

嫉妬とはライバルによって重要な人間関係が、脅かされるあるいは失うことに対する恐怖ということができる。ここでは前述したように男女間の嫉妬の脳内過程について触れる。まず、ヒトの研究に先行して行われた嫉妬に関するサルの脳画像研究を紹介する。

リリングら（Rilling et al. 2004）は群れの上位の雄ザルに他の雄サルと雌サルが親密にしている様子のビデオを見せたときの、その上位の雄サルの脳代謝をＰＥＴを用いて調べた。その結果、恐怖、嫌悪などのネガティブな情動に関連する扁桃体、島の活動に加え、体の動き（biological motion）や相手の意図の認知に関わる上側頭溝などの活動が認められた。さらに、そのビデオを見ている最中にテストステロンの血中濃度の上昇が認められた。このサルの実験をそのままヒトに応用することはできないが、ヒトでは嫉妬に関連する心理実験がなされ、嫉妬の認知メカニズムには男女差があることが報告されている。

進化心理学者のバスら（Buss & Haselton 2005）は質問紙だけでなく、心拍などの生理学的指標を用いた研究手法で男性は相手の性的な不貞に強く反応し、女性は相手の感情的な不貞に強く反応すると報告しており、日本の長谷川・長谷川らとの共同研究でバスらは日本人においても同様な結果が得られたと報告している（Buss et al. 1999）。バスらによると、ＤＮＡ検査などがない時代には男性は自分のパートナーの女性が別の男性との性的不貞を行うと、その女性が妊娠した場合、生まれてくる子供は自分の血族であるという確証が持てない。もしかしたら、自身の子孫でない子供に時間や金銭などの資源を投資することになるのではないかという考えから、性的な不貞に敏感であるとされる。女性は、生まれてくる子供の父親が誰であれ、自分が母親であることには間違いがない。女性は産前、産後、自身と子供を守ってもらう必要があり、感情的に気にかけてもらうことを重要視し、感情的な不貞に敏感であるとしている。この仮説はもちろん、実証することができず、またこの仮説に反する報告もある（Buller 2005; Harris 2003）。

著者はこの仮説が真か偽かという議論に入り込むつもりはないが、嫉妬の認知メカニズムに男女差があっても不思議ではないと考え、性的不貞および感情的不貞に対する脳の反応の男女差をｆＭＲＩにて検討した。未婚で特定の異性の交際相手がいる健康な大学生男女を対象として性的

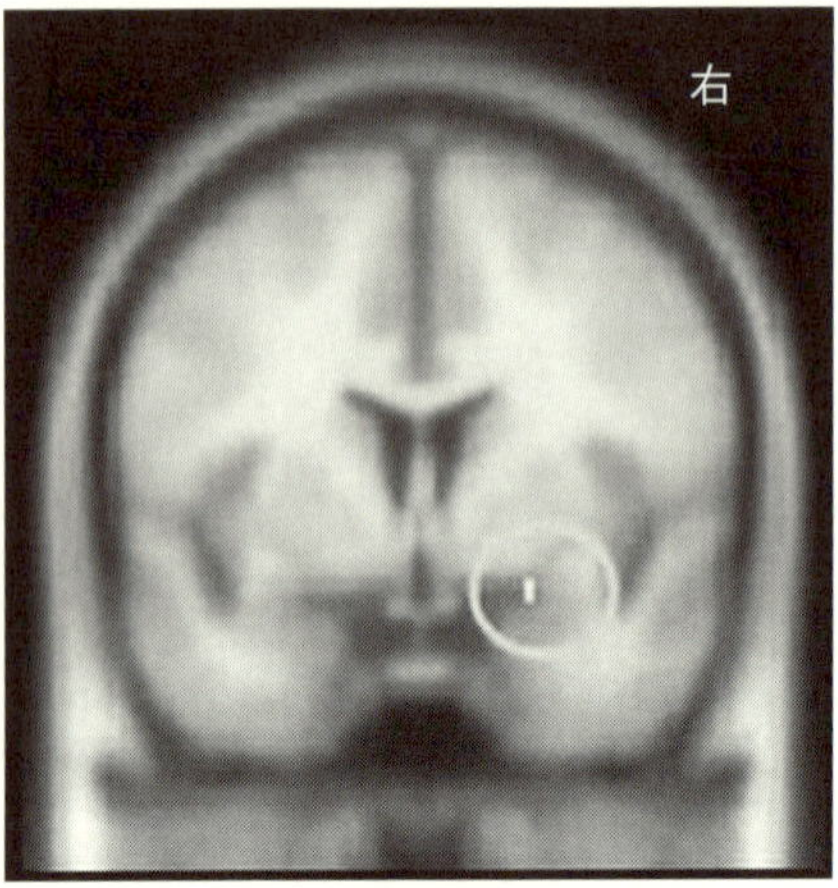

図 6-3　性的不貞に対する扁桃体の反応
（カラー口絵参照）
女性に比べて、男性で性的不貞に対してより強く扁桃体が反応した。

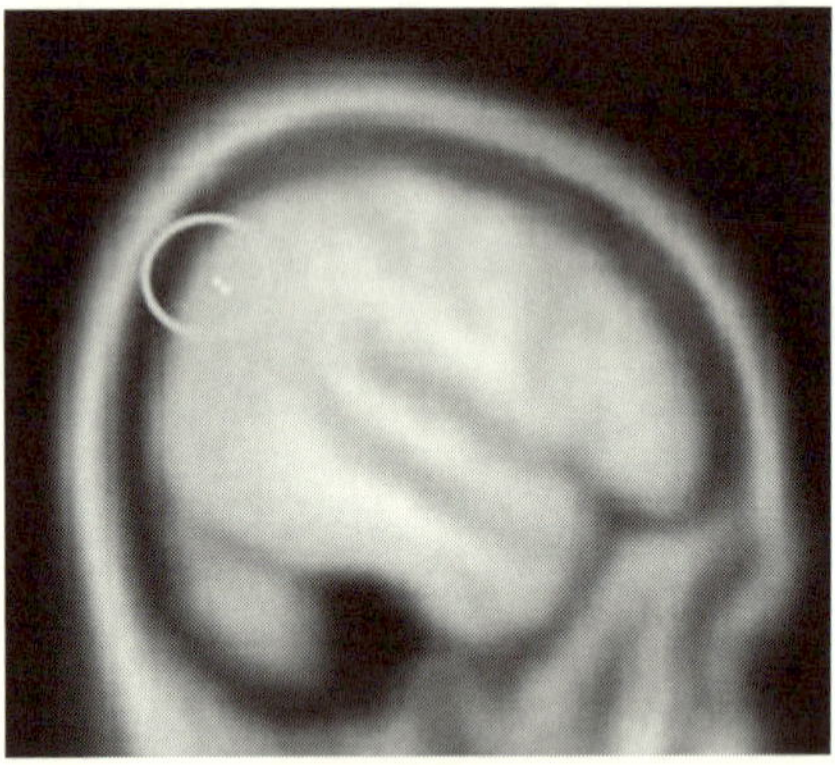

図 6-4　不貞に対する後部上側頭溝の反応
（カラー口絵参照）
男性に比べて、女性で感情的不貞に対してより強く後部上側頭溝が反応した。

不貞を表す文章、感情的不貞を表す文章を提示した際の脳活動の男女差を検討した。自己評価によるいずれの不貞に対する嫉妬の強さには有意な男女差は認められず、バスらの先行研究と同様な結果は得られなかった。しかしｆＭＲＩの結果では、男性は女性よりも性的不貞に対して扁桃体が強く反応した（図6−3）（Takahashi et al. 2006）。扁桃体は恐怖や怒りといった感情に関わる部位で、脳内のテストステロン受容体の豊富な部位でもあり、これらの結果は、リリングらのサルの結果ともよく似ているとも言える。一方、女性は男性よりも感情的不貞に対して後部上側頭溝が反応した（図6−4）（Takahashi et al. 2006）。後部上側頭溝は他人の体の動きなどに反応し、他人の意図などを読み取るのに重要な部位である。自己評価の男女で性的と感情的な不貞に対して反応に有意差がないという結果は過去の進化研究者の説を完全に支持するものではない。しかし、男性は性的不貞に対して攻撃性などに関わる部位が反応し、女性は感情的不貞に対して相手の気持ちや意図を読み取る部位が反応するというｆＭＲＩの結果は、男女では性的および感情的不貞に対して異なった認知神経モジュールを有していることを示唆する。

おわりに

本章では、妬み（envy）と男女間の嫉妬（jealousy）の脳内基盤について概説し、あえて純粋な科学の部分を逸脱して、こういった社会脳研究の文字通り社会との接点についての見解も述べた。私は精神科の臨床に携わるなかで、主観的な体験や症状を如何に客観的に評価できるかというテーマを追求し、このような研究を行ってきた。今後、臨床精神医学、神経科学、工学、人文社会系の学問領域の研究者が学際的研究体制や教育体制を整備し、欧米に伍する社会脳研究を推進するとともに、日本独自の社会脳研究を世界に発信していきたいと考えている。

7 サルに内的思考過程は存在するか？
——サルにおけるデフォルト脳活動

渡邊正孝

課題に伴う脳活動の減少

機能的磁気共鳴画像（ｆＭＲＩ）を中心とした多くの非侵襲的脳機能測定法では、実験課題中の活動からコントロール課題中の活動を差し引くことで、その実験課題に特有な心的過程に関係した脳活動を捉えている。そして「この心的活動に伴ってこの脳部位が活性化した」というように、実験課題における脳活動の「増加」のみが通常は注目される。しかし実験課題で脳活動が「減少」する部位も存在する。この脳活動の減少に関係して、何もしていない時期をコントロールに取ると、実験課題中に脳活動が減少する部位があり、しかも課題の種類によらずほぼ一定の部位でそれが見られることが、ワシントン大学のレイクルらによって示された（Raicle et al.

2001）。「知的作業をしているときには、何もしていない安静時に比べて活動の減少を示す脳部位がある」ということは、逆に言うと、知的作業中よりも何もしていない安静時に大きな活動を示す脳部位がある、ということになる。直感的には、安静にしているときに脳はあまり働かず、その活動性は低いと思われるが、逆に安静時に知的活動時よりも高い活動を示す部位があることにどういう意味があるのか、ということでこの現象は、多くの研究者の興味を引くことになった（Watanabe 2011）。

デフォルト脳活動

こうした安静時の大きな活動は、「何も負荷のない状態で、もともと存在している活動」という意味で「デフォルト活動」と呼ばれる。このデフォルト活動が見られる部位は主に前頭連合野の内側部、前帯状皮質、頭頂連合野の後帯状皮質と楔前部と呼ばれる部位である（図7-1参照）。なお頭頂連合野の外側部でもデフォルト脳活動は見られる。デフォルト脳活動は正常な成人の精神活動には必要とされ、個体発達に伴って成熟すること（Fair et al. 2008; Supekar et al. 2010）、老化に伴って減退すること（Grady et al. 2006）、さらにアルツハイマー病（Lustig et al. 2003）、うつ病（Mayberg et al. 2002; Grimm et al. 2009）、統合失調症（Harrison et al. 2007; Liang et al. 2006）、

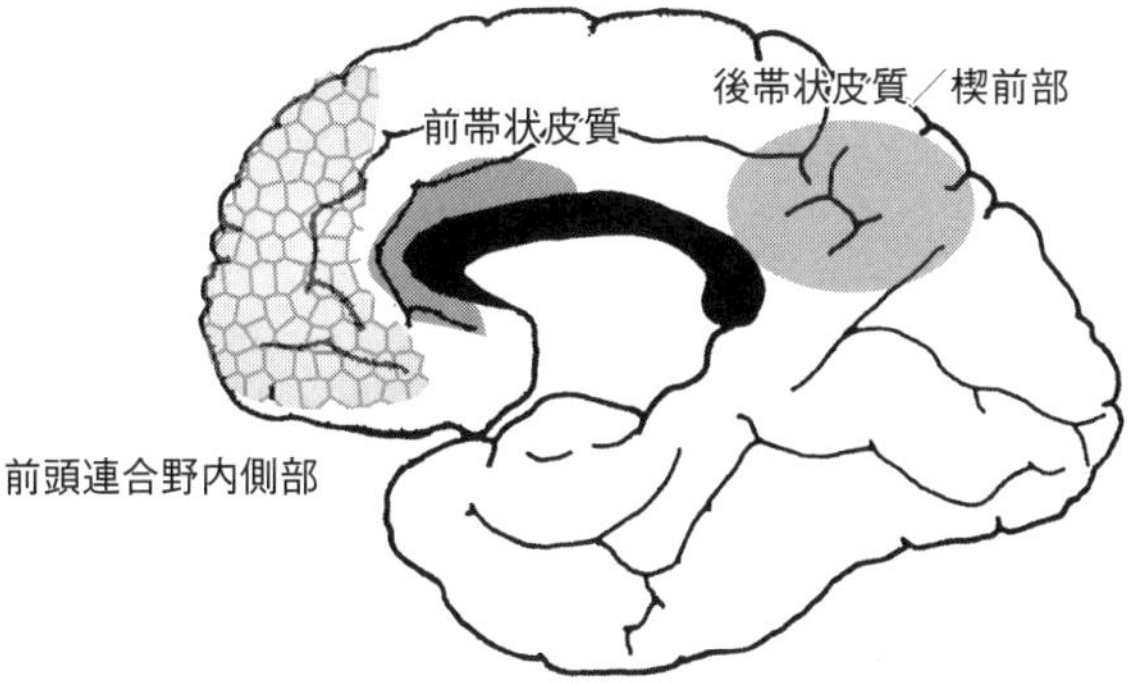

図 7-1　ヒトにおいてデフォルト脳活動が見られる部位
人の脳を左右に２分して現れる面（内側面）を示す。

自閉症（Kennedy et al. 2006）、ＡＤＨＤ（Fassbender et al. 2009）などではデフォルト脳活動に異常が見られることが示されている。特に統合失調症患者ではデフォルト脳部位の過剰活動が見られることが多く、陽性症状（幻覚、妄想、錯乱）の程度とデフォルト脳活動の程度に正の相関が認められること（Garrity et al. 2007）、ＡＤＨＤ患者ではデフォルト活動が健常者より弱い（Fassbender et al. 2009）ことも示されている。また、自閉症の主症状である「社会性の障害」の程度と、前頭連合野内側部におけるデフォルト活動の強さの間に負の相関があることも示されており（Kennedy et al. 2006）、デフォルト脳部位と精神・発達障害の関係は、最近大いに注目されている。

デフォルト脳活動の指標

デフォルト脳活動は「課題に伴う活動の減少」という指標のほかにも、「安静時の高い糖代謝」（Minoshima et al. 1997）、「ｆＭＲＩにおける内発的な低周波（０・１Hz以下）脳信号のゆれ」（Fox et al. 2007）、「ＥＥＧ、単一ニューロン活動」（Miller et al. 2009）などを指標にしても調べられている。特に安静時における内発的低周波脳信号のゆれは、デフォルト脳部位間で非常に高い相関を示すこと（Fox et al. 2010; Fransson et al. 2005）、一方で「実行系脳部位（前頭連合野外側部など）」（課題遂行時には活動が増す）とデフォルト脳部位間では、このゆれに高い逆相関が見られる（Fox et al. 2005）ことが知られている。デフォルト脳活動に関して最近ではこの指標を用いた研究が最も多い。それはこの指標を用いれば、子供や精神障害者などの課題を課すことが困難な被験者でも調べられること、睡眠や麻酔下でも調べられること、さらに診断や将来の発症予測につながる可能性が指摘されているからである（Fox & Greicious 2010）。しかし課題に伴う活動の減少を示す部位と、安静時の低周波脳信号のゆれに相関が見られる部位は共通するところがあるものの、違いも見られる（Watanabe 2011）。

デフォルト脳活動と内的思考過程

デフォルト部位に損傷のある患者さんを調べた研究や、最近のｆＭＲＩ研究によると、デフォルト脳活動は「内的思考過程」（Christoff et al. 2004）、すなわち「自分が過去にしたことを想起する」（Mazoyer et al. 2001）、「心に浮かぶことにとりとめもなく思いをめぐらす」（Mason et al. 2007）、「自分の体の状態や、感情状態について考える」（Gusnard et al. 2001）、「いろいろなことを夢想する」（Chiristoff et al. 2009）というような過程に関係していることが知られている。デフォルト脳部位においては通常、安静時に比べて課題遂行中には活動性が減少するのであるが、特定の課題においては、安静時よりもさらに大きな活動が見られる場合もある。たとえば前頭連合野内側部では「自己」について思いをめぐらすときに、後帯状皮質と楔前部では過去に起こったことに思いをめぐらすときに、それぞれ安静時より活動性が高くなるという報告があり（Zysset et al. 2002）、デフォルト脳部位が内的思考過程を支えていることをこれらの事実は支持している。

しかし課題により活動の減少を示すようなデフォルト脳活動はヒトでしかこれまで調べられてこなかったため、その機能はヒトにおいてどのようなものか、という視点からしか考えられてこなかった。デフォルト脳活動が関係しているとされる内的思考過程ということになると、言葉を介したものと考えられる。そうだとすれば、言葉を持たない動物では、高等哺乳類であるサルですら内的思考過程はないことになり、サルにはデフォルト活動は見られないと考えられる。もしサルにデフォルト脳活動が見出されるのなら、言葉のないサルにも内的思考過程の萌芽的なものが出現している可能性が考えられ、われわれの知的機能の進化的起源を考える上で重要な意味があると考えられる。

動物におけるデフォルト脳活動

ヒト以外の動物にもデフォルト脳活動が見られるかどうかに関して、最近はいくつかの研究が行われている。ヒト以外の動物で初めてデフォルト脳部位の活動を調べた研究は２００７年のサルにおけるものである（Vincent et al. 2007）。ここでは麻酔下のサルにおいてｆＭＲＩにおける内発的な低周波（０・１Hz以下）脳信号のゆれを指標に脳活動が調べられた。その結果、ヒトにおける場合と同様に、サルにおいても前頭連合野内側部と頭頂連合野内側部（後帯状皮質、楔前部）の間にｆＭＲＩ信号のゆれに有意な相関が見られることが示され、さらに麻酔下という条件でも、デフォルト脳部位と前頭連合野外側部などの実行系脳部位の間には、このゆれに逆相関が見られることも示された。

「安静時の高い糖代謝」を指標にデフォルト脳活動をヒト以外で調べたものに、チンパンジーを用いた研究がある（Rilling et al. 2009）。ここでは最初にチンパンジーに［^{18}F］ＦＤＧ（放射性同位元素でラベルした糖物質）を血中に投与し、飼育室で75分間（放射性物質が十分に脳内に取りこまれる時間）安静にさせた。なお［^{18}F］の半減期（放射性が半分になるまでの時間）は約１１０分である。その後チンパンジーを麻酔し、ＰＥＴ（ポジトロン・エミッション・トモグラフィー：放射性同位元素でラベルした物質を体内に入れ、脳内で活動が多い部位ほどその放射性同位物質が多く集まることを利用し、脳のどの部位で活動性が高いのかを調べる装置）を用いて麻酔中に脳活動を調べた。この方法では、麻酔前の75分間の安静期間中に、投与した放射性同位元素がどの部位にどのくらい取りこまれたかを麻酔中に調べることになる。その結果、前頭連合野の内側部、頭頂連合野の内側部で活動性が高いことが示された。同時に、この実験におけるチンパンジーでは、前頭連合野と頭頂連合野の外側部でも活動性が高いことが示された。

　麻酔下のサル（アカゲザル）においてやはり［^{18}F］ＦＤＧを用いて安静時の脳活動を調べた研究によると、他の脳部位に比べて前頭連合野において高い活動性が見出された（Machado et al. 2008）。

　非麻酔の状態でサルのデフォルト脳活動を調べたものに、後帯状皮質の単一ニューロン活動を調べたものがある。サルが課題を行っているときと、何もしていないときの両方で調べたところ、後帯状皮質ニューロンは、何もしていないときの方が課題を行っているときより大きな活動を示すことが明らかになった。さらに課題中にこの脳部位の活動が高いほどサルの反応が遅く、エラーが多いことも示された（Hayden et al. 2009）。

一方、「課題に伴う活動の減少」を指標に用いてヒト以外の動物でデフォルト脳活動を調べた研究はなかったことから、われわれはニホンザルにデフォルト脳活動が見られるかどうかを覚醒状態で課題遂行中のサルにおいてPETを用いて調べる試みを行った（Kojima et al. 2009）。

ニホンザルにおけるデフォルト脳活動

実験ではニホンザルに知的負荷のあるワーキングメモリ課題（いったん出された刺激が消えて、しばらくしてから、その刺激が何であったか、あるいはどこに出されたかを問う課題）を訓練した（Kojima et al. 2007）。ニホンザルがこの課題を行っているときと、何もせず、一頭でじっとしている安静時の両方の条件で一日に何度も脳活動を調べた（図7-2）。この実験では放射性同位元素［^{15}O］でラベルした水（[^{15}O]H_2O：半減期は2分）をサルに投与した。その結果、ニホンザルが何もしていない安静時に、ワーキングメモリ課題時より、前頭連合野内側部と前帯状皮質、後帯状皮質と楔前部においてより大きな活動が見られた。安静時のサルにおいて、安静時のヒトと類似の部位でデフォルト活動が見られたわけである（図7-3参照）。

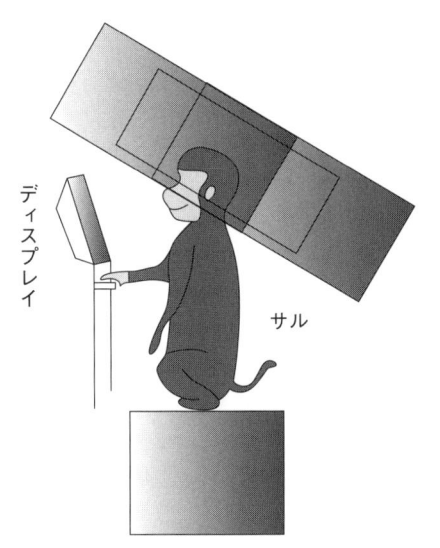

図 7-2　サルが課題を行っているときに PET スキャナーによって脳活動を調べる様子

ヒトにおける PET 装置では、被験者は仰臥姿勢をとってスキャンを行うが、覚醒状態でサルに仰臥姿勢をさせて課題を行わせることは困難なため、ここではサルがモンキーチェアーに座って、課題をしている状態でスキャンができるサル用に特別に作られた PET 装置を用いている。（図：尾上浩隆）

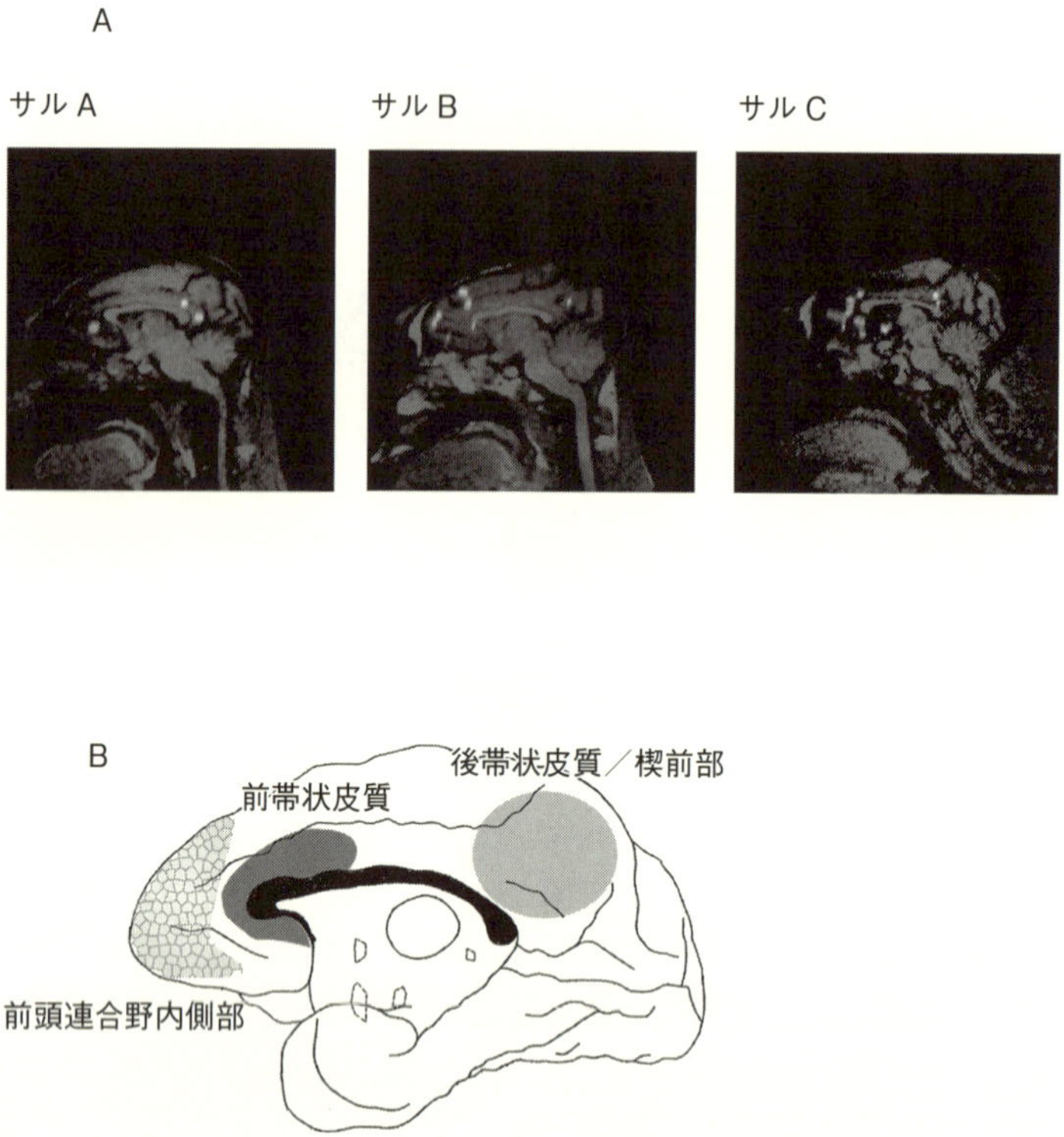

図 7-3　サルにおけるデフォルト脳部位（カラー口絵参照）

(A) 3頭のサル（A、B、C）のそれぞれ内側面を示す。(B) サルのデフォルト脳部位のまとめ。

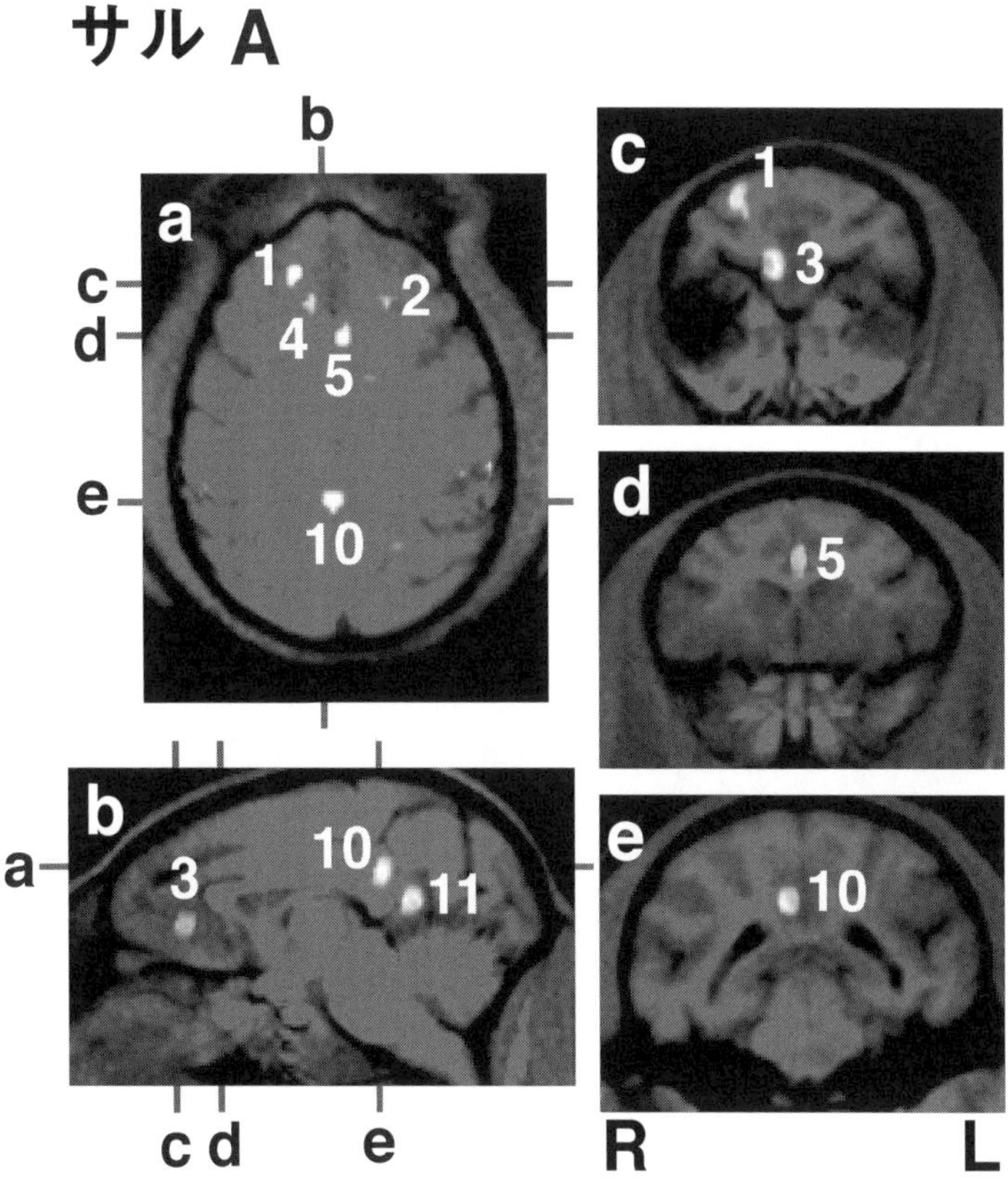

図 7-4　サルにおけるデフォルト脳部位の詳細を 1 頭のサル（A）で示したもの（カラー口絵参照）

左上（a）：水平断面、左下（b）：矢状断面、右（c、d、e）：前額断面。水平断面の縦の直線 b は左下の矢状切断面を、同じく水平断面の横の直線 c、d、e は矢状断面の縦線 c、d、e に相当するとともに、右の前額切断面の c、d、e 各面に相当する。図の R は右側、L は左側を示す（被験体を真正面から見た図に相当する）。図中の 1、2、3 の番号は同じ位置を別の切断面で示したことを表す。

一方、ヒトではデフォルト活動が見られていない部位でも、サルではデフォルト活動が見られた。前頭連合野の外側部と眼窩部においてである（図7-4参照）。

デフォルト脳活動の機能的意義

ヒトとサルで前頭連合野と頭頂連合野の内側部における類似の部位でデフォルト活動が見られたとしても、これら内側部のデフォルト脳部位がヒトとサルで同じような機能を持っていることが示されて始めてサルにも内的思考過程を想定することができる。これまでのサルにおける研究では、前頭連合野の内側部は社会的文脈において行動のモニタリングをしていること（Rushworth et al. 2007）が、頭頂連合野の内側部は行動の結果の評価とそれに基づく行動修正に関わること（Hayden et al. 2008）が示されている。これらの機能はヒトのデフォルト脳部位の機能とも共通しており、こうした結果はサルに内的思考過程の存在を支持している。

言葉のないサルに内的思考は可能かどうかについては議論がある。しかし最近の行動研究ではサルにおいて、社会的知性や「自己認識」の能力が示されている。たとえば、フサオマキザルでは、劣位のサルが餌を見つけた場合、そのありかを上位のサルに悟られないよう、捕食者が近くにいるという嘘のコールをして上位のサルを欺く行動が見られる（Wheeler et al. 2007）。マーモセットのように比較的下等な霊長類でも、血縁関係や協力関係にない相手にも餌を分け与えるという優れて社会的行動と言える利他的行動が見られる（Burkaart et al. 2007）。また、フサオマキザルを2頭並べて課題をさせた実験では、同じ労力が要求される課題にもかかわらず、一方のサルにはたいへん魅力的な報酬が、もう一方のサルには貧弱な報酬しか与えられない場合、貧弱な報酬しか得られないサルは課題の遂行を拒否することが知られている（Brosnan & De Waal 2003）。これはフサオマキザルが不公平を嫌う、という「公平性」の概念も持っていることを示している。

「心の理論」課題は、進化的に最高次なレベルのチンパンジーですらパスできないことが知られている（Povinelli et al. 1991）。しかしながらヒト以外の動物を用いた心の理論課題は、多くの場合、ヒトの課題をそのまま動物が反応できる課題に移し替えただけで、テストする動物の生態を無視しており、正しく動物の能力を測定していない、という批判もされている。動物の生態にあった「心の理論課題」を工夫してみると、他のサルが見ているものから、そのサルが何を捉えているのかを推測する能力がサル（アカゲザル）にも認められている（Flombaum & Santos 2005）。

さらに最近ではサルでも自己意識の萌芽的なものが見られる、という報告もある。自己意識のテストとして「マークテスト」は標準的なものとされる。このテストでは、被験者にわからないように（動物では麻酔などして）ペンキなどの塗料を、被験者が直接には目に見えない（しかし鏡では認めることができる）場所（たとえば頭の上など）につけ、被験者が鏡を見て、自分の体につけられた塗料をとろうとするかどうかを調べるものである（Gallup 1970）。これができるためには、鏡に映ったものが「自分」であることを認識する能力が要求される。多くの動物を対象にこのテストが試みられ、チンパンジーはこのテストにパスするものの、サル（アカゲザル）はパスしないことが多くの研究者により認められており、サルには自己意識というものがない、とみなされてきている。

ところがごく最近の報告によると、生理学の実験のために頭部に電極を挿入するための受け皿となる金属性の容器がつけられたサルが、エンリッチメント（ケージでの飼育環境を少しでも退屈でないようにするために行う操作）のためにケージにつけられた鏡を見ながらその容器をいじるのが観察され、さらに調べると、サルは自分の性器をよく見るために頻繁に鏡を利用することも明らかになった（Rajala et al. 2010）。これらのサルは、標準テストであるマークテストにはパスしなかったことから、この結果に関してはサルに自己意識があるか、という問題との関連で多くの議論が生じている。少なくともマークテストはサルの生態に即したものなのか（たとえば、同じ印が目に見えるところについていても、サルはそれほど気にせずに過ごすことがあるかもしれない）を明らかにすることが必要であろう。

サルにおける内的思考過程

最近のサルの行動研究で見出された事実を考えると、言葉はなくてもサルは内的思考をするだけの知的資質は持っていると考えることができる。ところでサルにあるかもしれない内的思考過程とはどのようなものであろうか？　これは推測することしかできないが、実験室で飼育されているサルも、かつては野山で、あるいは動物園で過ごしていたわけで、彼らにもそうした記憶はあると考えられ、デフォルト脳活動が見られるときには、そうした過去について考えている可能性はある。

一方、サルのデフォルト脳活動中の思考内容について別の手がかりもある。すなわち、サルではヒトで見られない、前頭連合野の外側部と眼窩部でもデフォルト脳活動が見られた。前頭連合野の眼窩部は情動、動機づけに関わることが知られている。サルにおけるニューロン活動の研究や、ヒトのfMRI研究では、この部位は報酬期待に強く関わっていることが示されている。この実験では、実験前日からサルの水分を制限する操作を行った（実験後には必要量を与えた）ため、サルはジュース報酬を強く期待していたと考えられる。安静時のサルの前頭連合野眼窩部で見られたデフォルト脳活動は、サルの強い報酬への期待を反映しているかもしれない。一方、安静時

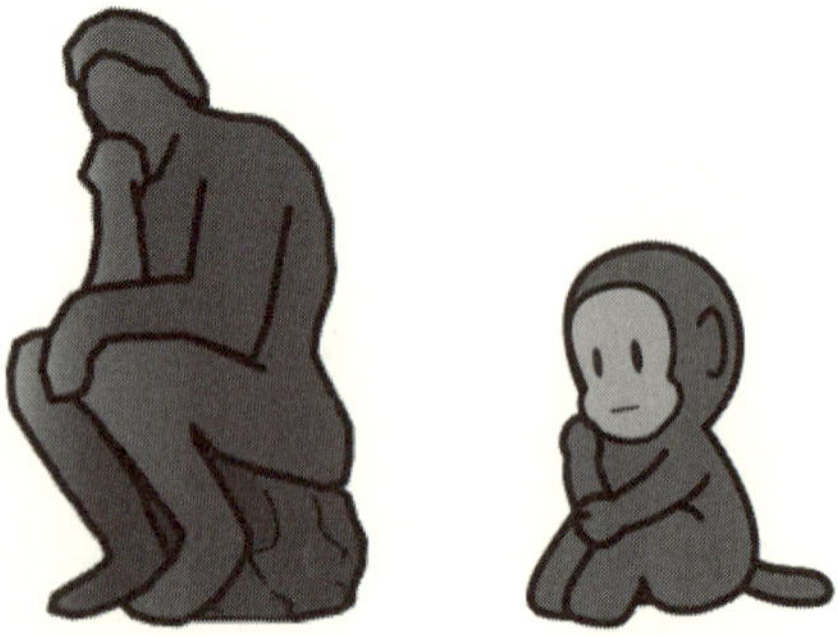

図7–5　考えるヒトと考えるサル（図：細川貴之）

は、サルにとっては課題を遂行できない（それゆえ、報酬としてのジュースも得られない）時期でもある。デフォルト脳活動は、報酬期待よりも、報酬を得るための課題ができないという状況に対する、ストレスあるいはフラストレーションを反映しているのかもしれない。

前頭連合野の外側部は認知・実行機能の中枢とされ、ヒトの研究ではよく、デフォルト脳部位とはｆＭＲＩ信号のゆれにおいて逆相関が見られる部位である。サルのこれらの部位でデフォルト脳活動が見られた理由については説明が必ずしも容易ではない。ただ、サルにおいては、外側部も眼窩部と同じ程度に報酬期待に関係することが知られており、外側部で見られたデフォルト脳活動は、報酬期待を反映したものという可能性はある。一方、ヒトでも内的思考が白日夢のような内容のときには、前頭連合野外側部がデフォルト脳部位に含まれる、という最近の研究（Christoff et al. 2009）もあり、サルの前頭連合野外側部で見られたデフォルト脳部位の活動は、サルにおける白日夢のようなものを反映しているのかもしれない。

デフォルト脳活動の系統発生

「課題に伴う脳活動の減少」を指標にして調べたところ、ヒトで見られたものと類似したデフォルト脳活動がサルで見出されたわけであるが、別の指標で調べた研究では、チンパンジーでもデフォルト脳活動が見出されていることはすでに述べた。ごく最近、「ｆＭＲＩにおける内発的な低周波（0・1Hz以下）脳信号のゆれ」を指標にして調べたところ、ネズミにもデフォルト脳部位があるのではないか、という報告がなされている（Lu et al. 2011）。この結果は「ネズミにも内的思考過程があるのだろうか？」という疑問につながるわけであり、ネズミにおいても「課題に伴う脳活動の減少」を指標にしたデフォルト脳活動を見出す試みが望まれるところである。それとともに、ネズミにデフォルト脳活動があるとしたら、系統発達的にどのレベルの動物からデフォルト脳活動が見られるのだろう、という疑問も生じる。デフォルト脳活動の研究の数はこのところ急速に増加しており、特にヒトにおいていろいろな「心の病気の診断、予測」に使える可能性と関係した研究が多い。それとともに、今後はどの動物ではどのようなデフォルト脳活動が見られるのだろう、という興味からの研究も増加すると予想される。これに関連して、ＲＥＭ睡眠が見られる動物ではデフォルト脳活動が見られるかもしれない、という作業仮説が立てられるのではないかと筆者は考える。

ネズミの海馬や視覚野の脳活動を調べた研究では、ＲＥＭ睡眠中に（ときにはＮＲＥＭ睡眠中でも）、覚醒中での経験を再生するような活動が見られる、という報告がなされている（Kenway & Wilson, 2001）。これはネズミにおいて、課題状況から離れても、過去経験の記憶の想起がなされていることを示している。ヒトのＲＥＭ睡眠中には、ＮＲＥＭ睡眠中より、むしろ覚醒中の安静時に近いデフォルト脳活動が見られている。ここから、ＲＥＭ睡眠中には、安静時に近い内的思考のような活動が生じていることが考えられる。ＲＥＭ睡眠中には夢を見ていることが多いことは広く知られているが、安静時の内的思考と睡眠中の夢には共通した脳メカニズムがあるのかもしれない。哺乳類は一般にＲＥＭ睡眠を持っており、それゆえ哺乳類にはデフォルト脳活動が何らかの形であることが予想される。また同じくＲＥＭ睡眠を持つ鳥類にもデフォルト脳活動の存在が期待される。一方、ＲＥＭ睡眠を持たない魚類にはデフォルト脳活動は見られないと予想される。デフォルト脳活動の系統発生の観点からも、この活動の機能的意義の観点からも、今後のいろいろな動物を用いたデフォルト脳活動の研究が期待される。

【コラム】デフォルトモード・ネットワークとは

福山秀直

デフォルトという言葉がコンピュータの初期値という意味で使われていたため、デフォルトモード・ネットワーク（default mode network: ＤＭＮ）というと、脳が何もしない初期の状態という意味と思われやすい。ただ、脳が何もしないということは本来考えにくく、なにかしら脳が働いていると考えるのが妥当である（デフォルト脳活動もＤＭＮとほぼ同義）。

歴史的には、１９８０年代に脳賦活試験という脳の機能局在をポジトロン（陽電子）核種である酸素-15（半減期2分）で標識した水を静注して、ポジトロンコンピュータ断層法（ＰＥＴ）で水の多く集まる部位を脳の断層画像にすることで、60秒から90秒間で脳血流の画像が撮像できる。脳血流の増加部位が神経活動の亢進した部位であるという、「ロイ・シェリントンの仮説」（Roy & Sherrington 1890）に基づいて、ＰＥＴによる脳機能の部位の探索研究が行われはじめた。それ以前にも、スウェーデンのラッセン（N. Lassen）らによってキセノン-１３３を吸入した後で、脳の外側面像を通常のラジオアイソトープ用のカメラで撮像し、局所の脳血流の分布が変わり運動野などが活動していることは脳血流画像としては捉えられてはいたが、断層像もなく、定量もできない画像のみの研究であった。それに対して、ＰＥＴでは、たとえば、「手指を動かす」部位を探すためには、指を動かしていない状態の脳血流分布との差を断層像で、かつ、定量的に脳血流量の絶対値を測定して求めることができるので、指の運動をコントロールしている部位を同定する計算が行われた。簡単には、指を動かしているときから安静にしているときの画像を引き算して、血流量が増加部位を探し、それをもって、指の運動野とした。このときの「安静」は単に指を動かさないという状況を意味する。60秒もの間の脳血流の平均値なので、安静にしているということは、指を動かさないということに等しいと考えて矛盾するところはない。しかし、ＰＥＴによる複雑な心理的課題の負荷を行うようになると、ヒトの感情のコントロールや判断の機能を研究するときなど、何をもって「安静」あるいは、「何もしない状態」かという点になると非常に難しい。特に、機能的磁気共鳴画像ｆＭＲＩ（functional Magnetic Resonance Imaging: ｆＭＲＩ）による研究が可能な時代になってからは、一つの課題は約30秒間以内ではあるが、課題遂行時と同じ間、このようなコントロール状態、あるいは、安静状態を保つように、さまざまな説明が被験者に行われてきた。「何も考えないで、じっと、中心に見える十字サインを見てください」というのが視覚刺激のときに行われた指示であるが、「何も考えないで」ということが果たしてどういう状態かは、本人しかわからない心の中の状態である。これを、ベースラインとして、心理的課題の何かの行動・認知活動をした状況との差を見て、その脳活動部位であるとするには、「何もしない」ということを、もう少しきちんと考えるべきであった。運動などでは割合簡単であるが、徐々に高度な脳活動の研究になるにしたがって、ベースラインになるべき状態をどのように担保するか、問題が徐々に複雑になってくる。ＰＥＴの脳賦活試験は、8から10回くらい酸素-15で標識された水を静注して検査を行うが、正常な人の被爆線量を超すことになる可能性があるため、何回も繰り返し撮像することができず、高度な脳機能の解析では、一人のヒトのデータでは充分な差が出にくい。そのため、10人前後のヒトの脳の形態を同じ標準の脳の形に変形して、同じヒトの脳のデータの様に考えて、得られたデータを統計的に解析することが１９９０年代になって行われはじめ、Statistical Parametric Mapping（ＳＰＭ）など、いくつかのソフトウエアが開発されるようになった。この場合、数回の賦活試験と安静時ベースラインの測定が交互に行われることになるが、それらに関しても常に同一の精神状態である保障はなく、また、被験者の間でも同じような心理状態ではあり得ない。

　ところが、セントルイスのワシントン大学のレイクル博士（M. E. Raichle）が脳賦活試験の安静時と課題負荷時で、安静時の方の脳血流が多い、すなわち、安静時に何か活動している脳部位があることを、酸素‐15標識水の脳賦活試験のデータで、標準脳に基準化したものについて、賦活時から安静時を引く逆の計算になる、安静時から賦活時の脳血流を引き算することで明らかにした。ＳＰＭは片側検定で脳増加部位しか表示しないので、賦活された部位しかわからない。恣意的に、安静時に賦活時の脳血流よりも増加している部位を探索するには、逆の片側検定を行う必要がある。ＰＥＴでは脳血流そのものなので、画像間の引き算でも逆の画像（安静－賦活）は出せるが、ｆＭＲＩではＳＰＭなどの計算において逆の片側検定を行う必要がある。このようにして作成されたデータで、安静時の方が脳への負荷時よりも血流が多い部分の分布を見ると、負荷の課題の種類とはあまり関係なく、同じような部位の脳血流が高いことが２０００年ころに明らかになった（Raichle et al. 2001）。

このような現象を解釈することは、安静時、ベースライン、コントロール、いずれの言葉でもいいが、脳が安静にしている間も、脳は何らかの機序によって同じ状態を維持しているということになる。ヒトの脳には、何もしないでいると脳を安静状態、あるいは、何かをするための準備状態に置いておく状態があり、その状態が機能することで、脳が活動するための状態を保っていると考えられる。脳の覚醒状態については、以前から脳幹部からの覚醒系が大脳皮質に投射していて脳の覚醒を保っているというマーグン（Magoun）の網様体覚醒系の仮説（Starzl et al. 1951）があったが、ヒト脳での研究が直接できない時代であったので、脳幹部の刺激や脳波の関係などを使った研究によるものであった。動物（主にネズミ）実験では、脳幹部に存在する青斑核からのノルアドレナリンや縫線核からのセロトニンなどが大脳皮質に投射繊維を送り、それが脳の覚醒を維持しているという考えが支配的で、覚醒とは逆の睡眠なども関連して、このような脳幹部からの投射繊維が脳の基本的な活動を維持していると考えられてきた。しかし、大脳皮質の活動状態に関しては、全く情報がなかった。これは、主に前述の脳機能の維持についての考えが、動物のデータからの類推による仮説なので、ヒト脳の機能を解明するためには、ヒト脳の機能解析ができるようになるまで正確に言えば不明であった。同様なことは、大脳皮質と基底核、視床の関係を詳細に研究したアレクサンダーとデロング（Alexander & DeLong）のサルの研究結果から、大脳皮質と基底核の関連を模式図化してヒトのパーキンソン病の病態を推測していたことにも見られる。大脳皮質と基底核の関連性のデータでも、サルで基底核などの神経の活動と結合は正確に調べられていたが、大脳皮質はどこの領域と関連した機能か不明で、大脳皮質とだけ記載されていたことと同じである。

近年のＭＲＩの発達で、動物よりも神経繊維のつながりが容易に画像化できるようになり、神経活動部位間の結合が画像として捉えられるようになった。拡散強調画像は水の拡散が起こる程度を画像にすることができるもので、水分子が動かないほどＭＲＩの信号が強くなるようになっている。この撮像法を応用して神経繊維の中に存在する水分子が神経繊維の走行方向には動かないので、逆に神経繊維の走行している方向の信号が高くなるという原理を応用し、３次元的に神経繊維の走行を画像化することができるようになった。これを拡散テンソル画像（Diffusion Tensor Imaging: ＤＴＩ）と呼ぶが、本方法を応用するとこれまでの多くの動物における神経結合の研究結果をヒト脳で確認することができるようになり、大脳皮質と視床の繊維連絡など先駆的な研究が多く発表されてきている。

このＤＴＩの手法を用いると、ヒトの神経繊維のつながりがわかるので、安静時に活動している部位間の関連した結合を確認することができる。機能的に同期しているだけなのか、神経繊維が結合して安静時に神経活動が共同して機能しているか解明することができる。その結果では、安静時の機能的結合は全く結合がないわけではないが特定の神経回路網に依存して機能が結合しているわけではないということが明らかになり、繊維連絡のある結合を「解剖学的結合」と言う

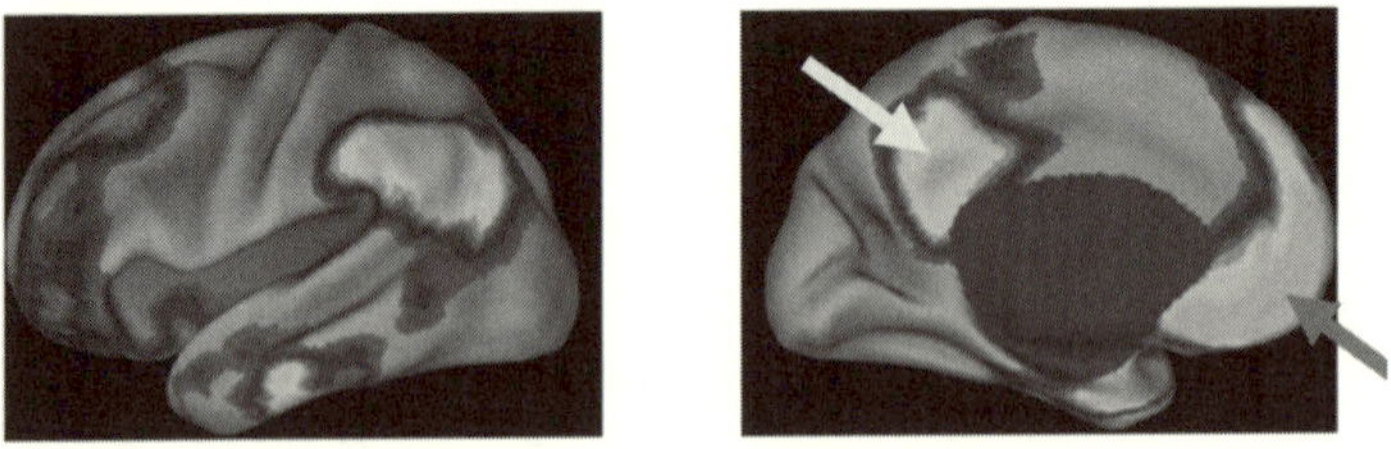

図コラム-1　デフォルト・ネットワークを形成している部位
（カラー口絵参照）

（左）左大脳半球外側面
（右）左大脳半球内側面
白矢印は後部帯状回近傍
赤矢印は前頭葉内側面

のに対して、「機能的結合」と呼んでやや異なるものと解釈されている。ある程度、神経繊維の結合はあるが、それがいつも働いているわけではなく、機能的に同期していると考える方がいいと思われる。そのため、このような安静時の脳活動をデフォルトモードだけではなく、デフォルトモード・ネットワークと、神経回路を示すネットワークという用語をデフォルトモードに付け加えて表現していることが多い。

　デフォルトモード・ネットワークを形成している部位は、図コラム-1に示すように、前頭葉下部、頭頂・側頭葉、後部帯状回、海馬などで、主に、アルツハイマー病のときにブドウ糖代謝などの低下が比較的早期に生じる部位と相同であることが、デフォルトモード・ネットワークの研究に多くの研究者の興味を引いた原因である。この現象の解釈としては、普通の人はすでに脳機能を維持するために、認知症の発症とは関係なく、それらの部位の血流や代謝が他の部位よりも高く、常時、「安静時」「何もしていない」ときにそれらの部位を使っていると考えられる。そのため、アルツハイマー病を発症する遺伝的要因などを持つ人は、デフォルトモード・ネットワークを正常の人よりも多く使うことによって脳の標準的な機能を維持しているため、デフォルトモード・ネットワークを維持することができなくなると、アルツハイマー病を発症すると考えられた。その後、アルツハイマー病の原因のひとつと考えられているアミロイド蛋白がＰＥＴで画像化できるようになり、それと比較してもデフォルトモード・ネットワークにアミロイド蛋白の沈着が多いことが明らかになり、デフォルトモード・ネットワークとアルツハイマー病の関連性が高いことが推測されるようになり、前記の考えが一応定着してきている。

　興味あることに、アルツハイマー病が進行してくると、正常のときに代謝が高かったデフォルトモード・ネットワークを構成している後部帯状回の代謝が、認知症の進行に伴って低下してくる。これは、安静時に正常な脳の機能が保たれていないと解釈され、デフォルトモード・ネットワークが何らかの脳機能活動を維持していると考えていいのではないかと思われる傍証にもなっている。

　また、デフォルトモード・ネットワークが、単に、脳の基礎的な機能維持だけを行っていると考えると、たとえば、麻酔をかけた状態でも覚醒時と大きな差が生じるとは考えにくいが、実際には、かなり異なっていることが報告されている。また、睡眠中も安静時とは異なったパターンを示している。したがって、正常脳機能の維持をデフォルトモード・ネットワークが行っているのであれば、意識のレベルに関係なく同じ神経回路が機能すると考えられるが、正常覚醒時と睡眠や麻酔時とでは異なるデフォルトモード・ネットワークが見られるとなると、デフォルトモード・ネットワークは正常覚醒時の脳機能維持のための脳の機能的神経回路網と考える方が正しいと思われる。安静時ネットワーク（Resting state network）と呼ぶ人もいるが、このような考えからすれば、常態安静時ネットワーク（normal resting state network）ということになるであろう。

現在、さまざまな疾患・病態におけるデフォルトモード・ネットワークに関する研究が行われていて、明確な結論が出ているわけではない。本稿では、これまでの歴史的経過と現在の特定の解釈を示したに過ぎないので、今後も、さまざまな考えが出てきて解釈も変遷することが予想される。

8 デフォルトモード・ネットワークから見たワーキングメモリ

越野英哉

はじめに

過去20年くらいの脳科学の進展には目を見張るものがあるが、それはわれわれの脳の理解に関して新たな見方を提供している。その中でも大きなもののひとつは、さまざまな認知機能は脳の別個の領域に局在しているという見方から、脳はネットワークとして機能している、つまり脳の異なった領域がシンクロナイズして共同することによっていろいろな認知活動は遂行されているという見方への変化である。かつては脳機能の局在論という見方が中心的であったが、この立場に立つと、脳の異なった部分はそれぞれ異なった機能を担っていると考えられる。たとえば、上部後部側頭葉を損傷すると言語理解に障害をきたし（ウェルニッケ失語症）、また下部前頭葉の損傷は発話に障害をもたらす（ブローカ失語症）。しかし近年は言語のような高次の認知機能はもちろんのこと、もっと基礎的な認知過程さえも単独の脳領域で行われているのではなく、いくつかの領域が共同してネットワークとして作業に当たっているということがわかってきた。たとえば、机の上に乗っているコーヒーカップを認識するといった非常に単純と思えるような知覚活動であっても、少なくとも後頭葉から下部側頭葉にかけての複数の脳領域が関与している。したがって、最近の認知神経科学の研究はさまざまな認知課題の遂行に際して脳のどの領域が活動しているかということのみならず、それらの領域がどのようにして協調または競合しているかということを問題にするようになってきている。

さて脳はわれわれが休息しているときも、寝ているときも活動している。この点に関して近年安静時ネットワーク（resting state network）と呼ばれるいくつかのネットワークが存在していることが明らかになってきた。これらのネットワークの中には、主要なものとしては、注意に関係する背側注意ネットワーク（dorsal attentional network: ＤＡＮ）、認知課題の実行に関係するとされる前頭‐頭頂ネットワーク（frontal-parietal network: ＦＰＮ）、そして本稿の中心的テーマであるデフォルトモード・ネットワーク（default mode network: ＤＭＮ）がある。これ以外にも第一次運動野（primary motor cortex）、第一次視覚野（primary visual cortex）、外線状皮質（extra-striate cortex）などにも安静時ネットワークが存在するとされている。（van den Heuvel & Hulshoff Pol 2010）。

デフォルトモード・ネットワークの中核領域

デフォルトモード・ネットワークは１９９０年代の後半に発見されたのだが、このネットワークにおいては安静期間と課題遂行期間を比較した場合に、課題を実行中の活動が安静期間中に比べて低下する（Binder et al. 1999; Gusnard・Raichle 2001; Mazoyer et al. 2001; Shulman et al. 1997）。これは一見すると課題を実行している最中は休んでいて、課題を実行していない休息期間中になると働くネットワークが存在するかのように見える。さらにこのネットワークの活動は非常に広範な認知課題にわたって観察される。

デフォルトモード・ネットワークは通常、内側前頭前野（medial prefrontal cortex: ＭＰＦＣ）、後部帯状回／楔前部（posterior cingulate cortex/precuneus）、下部頭頂葉（inferior parietal lobe: ＩＰＬ）、外側側頭葉（lateral temporal cortex: ＬＴＣ）、そして海馬体（hippocampal formation: ＨＦ）を含むとされる（Buckner et al. 2008）。内側前頭前野はブロードマンの10野（ＢＡ10）を中心とするが、それは大きな領域であり、さまざまな課題で活動を示す。さらに内側と外側でも違いがある可能性が指摘されている（Gilbert et al. 2006）。その中には、エピソード記憶の検索、特に自伝的記憶の検索（LePage et al. 2000; MacLeod et al. 1998; Nyberg et al. 1996; Ranganath et al. 2003）、

将来の出来事の期待、計画や展望記憶（Burgess et al. 2001; Okuda et al. 1998; Simons et al. 2006）、複数の課題を同時に行う多重課題（Braver & Bongiolatti 2002; Braver et al. 2003; Koechlin et al. 1999; Koechlin & Hyafil 2007; Rammani & Owen 2004）、内的思考や内的に生成された情報の処理（たとえば、Christoff & Gabrieli 2000; Christoff et al. 2003）、外部環境の受動的モニタリング（Burgess et al. 2007）、課題に対する準備、課題セットの生成と維持（Dosenbach et al. 2006; Haynes et al. 2007; Sakai & Passingham 2003）、そして自己に関係した情報の処理（たとえば、Rameson et al. 2010; Zysset et al. 2002）、他者の視点を理解すること（心の理論）（Amodio & Frith 2006）などが含まれる。さらにバックナーら（Buckner et al. 2008）によれば、内側前頭前野は自己に関係したメンタルシミュレーションの際に記憶に関連した情報のフレキシブルな使用を促進するサブシステムであり、外側側頭葉は先行する経験、過去の記憶に基づいてメンタルシミュレーションの材料を提供するサブシステムであり、後部帯状回／楔前部は内側前頭前野と外側側頭葉の2つのサブシステムを統合するとされる。またカヴァナとトリンブル（Cavanna & Trimble 2006）によれば、後部帯状回／楔前部はそのほかにも視空間イメージの処理、エピソード記憶の検索、自己に関係した情報の処理などにも関係するとされている。また海馬体は記憶に関係している。現在のところデフォルトモード・ネットワークの中で、中核をなす領域と考えられているのは内側前頭前野と後部帯状回／楔前部である。

デフォルトモード・ネットワークの安静期間中の活動

このようにデフォルトモード・ネットワークには脳全体に分散するいくつもの領域が関与しているのだが、安静期間中の活動の方が課題遂行中よりも高いというのは何が起こっているのであろうか？　また、ある脳の領域において活動が上昇し、また低下するメカニズムはいったいどのようなものなのであろうか？

最初の問題は換言すれば、デフォルトモード・ネットワークの領域は安静期間中に、そして課題期間中に何をしているかという疑問である。デフォルトモード・ネットワークの安静期間中の活動に関しては現在研究者の間で活発な議論が行われている。ある研究者たちはデフォルトモード・ネットワークは内的精神状態や心的シミュレーションなどのような内側に向けられた思考（空想、想像、白昼夢など）（Gusnard et al. 2001; Raichle et al. 2001）、また、マインドワンダリング（mind wandering、たとえば、Christoff et al. 2009; Mason et al. 2007）に関係すると主張している。マインドワンダリングは無意図的想起、つまり思い出そうという意図がないにもかかわらずふと記憶が浮かんでくるような現象を指している。ほかにはデフォルトモード・ネットワークは外的環境の受動的モニタリングに関係するとしている説もある（たとえば、Gilbert et al. 2007; Shulman et al. 1997）。これは外界の意識的、能動的な探索とは違って、なんとなく漠然と外界の情報を受け取っているという状態である。一例を挙げれば、ある課題に集中していてそれが一段落して安静状態に入ったとき、とりとめもないことがふと頭に浮かんだり、部屋の外のさまざまな音（たとえば、鳥の声や車の音）にふと気づくといったことは、われわれの日常生活でもよく経験することであろう。

このような活動は当該の課題には直接関係のないものであるため、安静期間中のみならず課題遂行中にも起きる可能性がある。そのような活動を行っていたかどうかを測定する方法としては、課題遂行中のランダムな時点において、被験者に課題とは関係のないことを考えていたかどうかを報告させることがある。たとえば、メイソンら（Mason et al. 2007）の実験においては、被験者は習熟している課題と新奇な課題を与えられ、課題中のさまざまな時点で課題と関係ないことを考えていたかどうかをたずねられた。基本的には習熟している課題の遂行中にマインドワンダリングがより多く報告された。これは詳しくは後述するが、新奇な課題の場合は注意の集中をより必要とするが、習熟している課題の場合は注意を集中しなくても遂行することが可能であり、マインドワンダリングをする余裕があったと考えられた。また、マインドワンダリングを多く報告した被験者ほど後部帯状回／楔前部の活動が高かった。

またわれわれがさまざまな認知活動を行っているときは実行系のネットワークが活動していることが多いが、デフォルトモード・ネットワークと実行系ネットワークの間には負の相関が見られる。つまり実行系ネットワークの活動が高いほど、デフォルトモード・ネットワークの活動が低いということが報告されている（Christoff et al. 2009; Fox et al. 2005; Grecius et al. 2003; Hampson et al. 2006; Tomasi et al. 2006; Weissman et al. 2006）。これは換言すれば、現在遂行中の課題が難しかったり複雑だったりして集中を必要とするものである場合ほど、安静期間にはマインドワンダリングなどが現れやすい可能性を示唆している。

デフォルトモード・ネットワークの課題遂行中の活動低下メカニズム

デフォルトモード・ネットワークはさまざまな認知課題の遂行中に活動が低下するが、それではそのメカニズムは何であろうか？　これまでのブレインイメージングの研究に基づいて得られた活動の低下に関する知見の中で最も有力なものは、課題によって誘発された活動の低下（task induced deactivation: ＴＩＤ）であると思われる。課題によって誘発された活動の低下に関する先行研究によると、注意は課題に関係した脳領域の活動に影響を与えることが知られている（Corbetta & Shulman 2002; Corbetta et al. 2008; Hopfinger et al. 2000; Kastner & Ungerleider 2000; McKiernan et al. 2003）。たとえば、ガザレイら（Gazzaley et al. 2005）は顔と風景の写真を刺激としてを使った実験を行った。これらの刺激の処理には下部外線状皮質から下部側頭葉にかけての領域が深く関わっているが、その中でも顔の刺激の処理には特に紡錘状回（fisuform face area）が、また建物や風景の処理には海馬傍回場所領域（parahippocampal place area）が関与していることが知られている（O'Craven et al. 1999）。その実験においては、顔と景色は常にオーバーラップして呈示されたが、特に何も注意を払わない条件、顔のみに注意を払い景色は無視する条件、景色のみに注意を払い顔は無視する条件、そして両方に注意を払う条件の下での被験者の脳活動が調べられた。結果は、顔に注意が払われた場合は紡錘状回が活動の上昇を示したのに対して海馬傍回場所領域は活動の低下を示し、また風景に注意が払われた場合は海馬傍回場所領域が活動の上昇を示したが紡錘状回は活動の低下を示した。すべての条件で視覚刺激は同一であるため、この脳の活動の違いは注意の効果によるものと考えられた。すなわち、注意が払われた刺激の処理に関係した脳領域は活動を示したのに対して、注意が払われなかった領域は活動の低下を示した。このような注意の配分によって神経活動が左右されるという効果は他の実験でも見られ、後頭部視覚野（Kastner et al. 1998; Kastner et al. 1999; Shmuel et al. 2002; Tootell et al. 1998）、体性感覚野（Drevets et al. 1995; Kastrup et al. 2008; Laurienti et al. 2002; Shmuel et al. 2002）、側頭頭頂接合部（temporoparietal junction）（Shulman et al. 2003; Todd et al. 2005）などにおいても報告されている。さらに注意の配分の効果はローカルな現象ではなく、よりグローバルな左右半球間のような脳の広い領域においてもみられる（Smith et al. 2004）。つまり右視野に注意が払われた場合は左半球の活動が上昇するが、それと同時に右半球の活動の低下が見られる。したがって、課題によって誘発された活動の低下は脳全体のダイナミックな注意資源の分配によって引き起こされると考えられる。ここで言う注意資源は、心的資源、処理資源ともいわれるが、ある情報を処理するのに、または課題を遂行するのにどの程度注意を集中し、また努力を払わねばならないかといったことの程度を表している。つまり、課題が非常に難しかったり複雑なものであったりする場合はより多くの処理資源を必要とするのに対して、課題が簡単であったり、慣れているものであったりする場合はより少ない心的資源で遂行することが可能である。したがって、ある脳領域での神経活動が活発になった場合は、課題に無関係な他の領域の活動はそのときの処理資源の供給状態によっては低下する可能性がある。

　デフォルトモード・ネットワークの活動の低下もこの課題によって誘発された活動の低下という現象に関連しているように思われる。たとえば、マイヤーら（Mayer et al. 2010）はデフォルトモード・ネットワークの活動の低下は課題がどの程度の処理資源を必要とするかに依存するとしている。つまり難易度が高かったり、複雑だったりするため処理資源を多く必要とする課題のときはデフォルトモード・ネットワークの活動の低下も大きいということである。先述のメイソンら（2007）の実験においても、習熟した課題の遂行中により多くのマインドワンダリングが報告されたが、これは新奇な課題の遂行の際はより多くの処理資源を必要とするのに対して、習熟した課題の遂行は処理資源をあまり必要としないことによると思われる。またバックナーら（2008）はデフォルトモード・ネットワークと外部刺激に対する注意とは競合関係にあり、注意が特定の対象に向けられているときはデフォルトモード・ネットワークの活動が低下するのに対して、注意が特定の対象に向けられていないときはデフォルトモード・ネットワークの活動が上昇する傾向にあるとしている。

デフォルトモード・ネットワークと注意配分

では、この課題によって誘発された活動の低下という現象は、脳のどのくらいの範囲にわたって見られるのだろうか？　換言すれば、これは神経系のメカニズムとしてどのくらい一般的なものであるのだろうか？　ここにおけるわれわれの疑問は、もし課題の要求に応じた注意の配分によって神経活動が左右され、脳領域の活動が上昇したり低下したりするのであれば、内側前頭前野の活動の上昇と下降もその時々の注意資源の配分によってダイナミックに決定されるのではないかということである。先行研究によれば、内側前頭前野を含むデフォルトモード・ネットワークの活動の上昇と下降は課題条件と安静条件という異なった試行間で見られている。しかし、課題の要求によってはこれは単一試行内の異なった情報処理の段階においても見られるのではないかと考えられた。

この可能性を検討するためにわれわれ（Koshino et al. 2011a）は顔のワーキングメモリ課題を

用いたが、そこにおいて被験者の課題に対する期待を操作するため単一試行内に準備段階と実行段階という2つの異なった段階を設けた。ワーキングメモリは目標志向的な課題や作業の遂行にかかわるアクティブな記憶であり、予期に基づいて方略を準備し、実行にそなえる役割をもつ(Osaka et al. 2007; 苧阪 2000)。ここで言う期待とは、将来起きるであろう出来事を予期し、それに対して準備をすることを含む。したがって準備段階において被験者は顔刺激が現れることを期待し、課題に対して準備するための課題のセットを形成することが考えられるが、その課題のセットにおいては顔の刺激の空間的配置に対する予期や刺激に対する記憶方略の準備などが含まれる。また実行段階においては顔の刺激をワーキングメモリに保持し、課題を実施する。先述したように内側前頭前野は課題の準備に関係していることが知られているが、顔のワーキングメモリには関与していない。したがって、内側前頭前野は課題の準備段階では活動を示すが、顔のワーキングメモリ課題を実行する段階では、ほかの領域の処理資源に対する需要が高まるため、活動が低下するのではないかと考えられた。

　顔のワーキングメモリ課題においては3つの顔が提示され、被験者は一定期間それらを保持した後、テスト刺激の顔がひとつ提示され、被験者はその顔が記憶した3つの中にあったかどうかを判断することが求められた。なお、言語的なラベル付けによる記憶を防ぐために第二課題が付け加えられたが、そこにおいては1桁の数字がひとつずつ提示され、被験者はそれらを足すことを求められた。実験条件としては顔を記憶する場合と記憶しない場合が設定されたが、顔を記憶する場合はそのための準備をすることが要求された。計算はどちらの条件の場合も行うことが要求された。

実験の手続きと指標

実験手続きとしては、各試行のはじめにまず、顔を記憶するかしないかに関する音声による教示が提示され、被験者は6秒間の準備期間が与えられた。次に3つの顔が3秒間提示され、その後3秒間の保持期間が設けられた。この6秒間に1桁の数字が1・5秒間ずつ4つ提示され、被験者はそれらを足すことが要求された。次に顔のテスト刺激が提示され、被験者はその顔が記憶した3つの中のひとつであるかどうかに関する判断が求められた。最後に数字が提示され、被験者はそれが足し算の答えかどうかに関する判断を要求された。試行の例は図8‐1に示されている。

準備段階および実行段階における脳活動は図8‐2に示されているが、準備段階においては左内側前頭前野、右眼窩前頭皮質（orbital frontal cortex: ＯＦＣ）、左補足運動野（supplementary motor area）、前部帯状回（anterior cingulate cortex）、左外線状皮質における活性化が顔の刺激に対し準備をした場合に高かった。また課題の実行段階においては、通常顔のワーキングメモリに

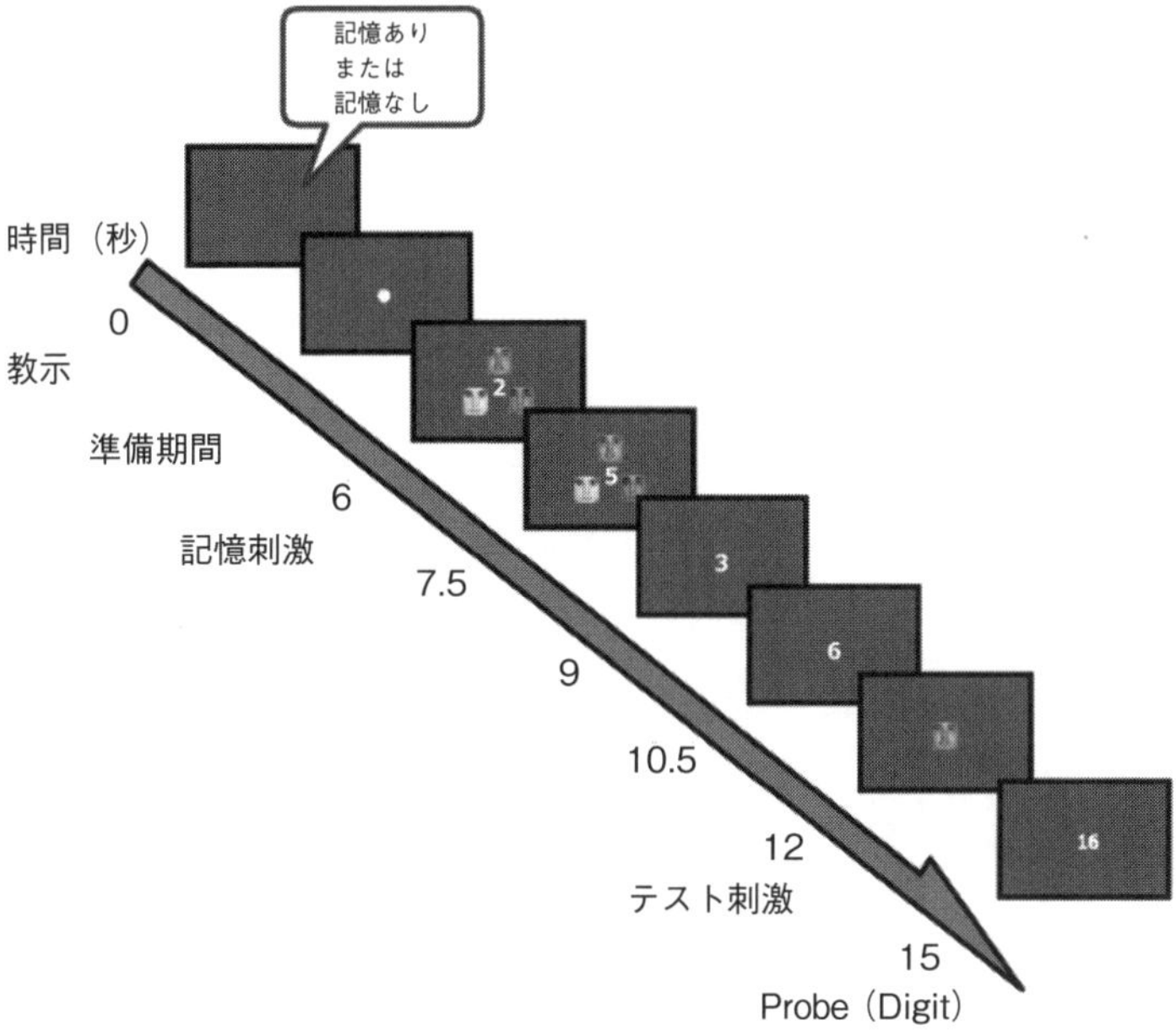

図 8-1　試行の例

各試行においては、まず最初に顔の刺激を記憶するかしないかに関する音声教示が与えられた。顔刺激を期待する場合はそのための課題のセットを形成することが要求され、その後 6 秒間の準備期間が与えられた。次に顔の刺激が 3 つ中視点の周りに 3 秒間提示され、その後 3 秒間の遅延期間が設けられた。この 6 秒間に、画面中央には一桁の数字がひとつ 1.5 秒間ずつ 4 個提示され、被験者はそれらを足すことが要求された。その後、顔のテスト刺激がひとつ提示され、被験者は記憶条件ではその顔が記憶した 3 つの中に含まれるかどうかの判断が求められたが、記憶なし条件では反応は求められなかった。最後に 2 桁の数字が画面中央に現れ、被験者はそれが足し算の答えに一致するかの判断が求められた。

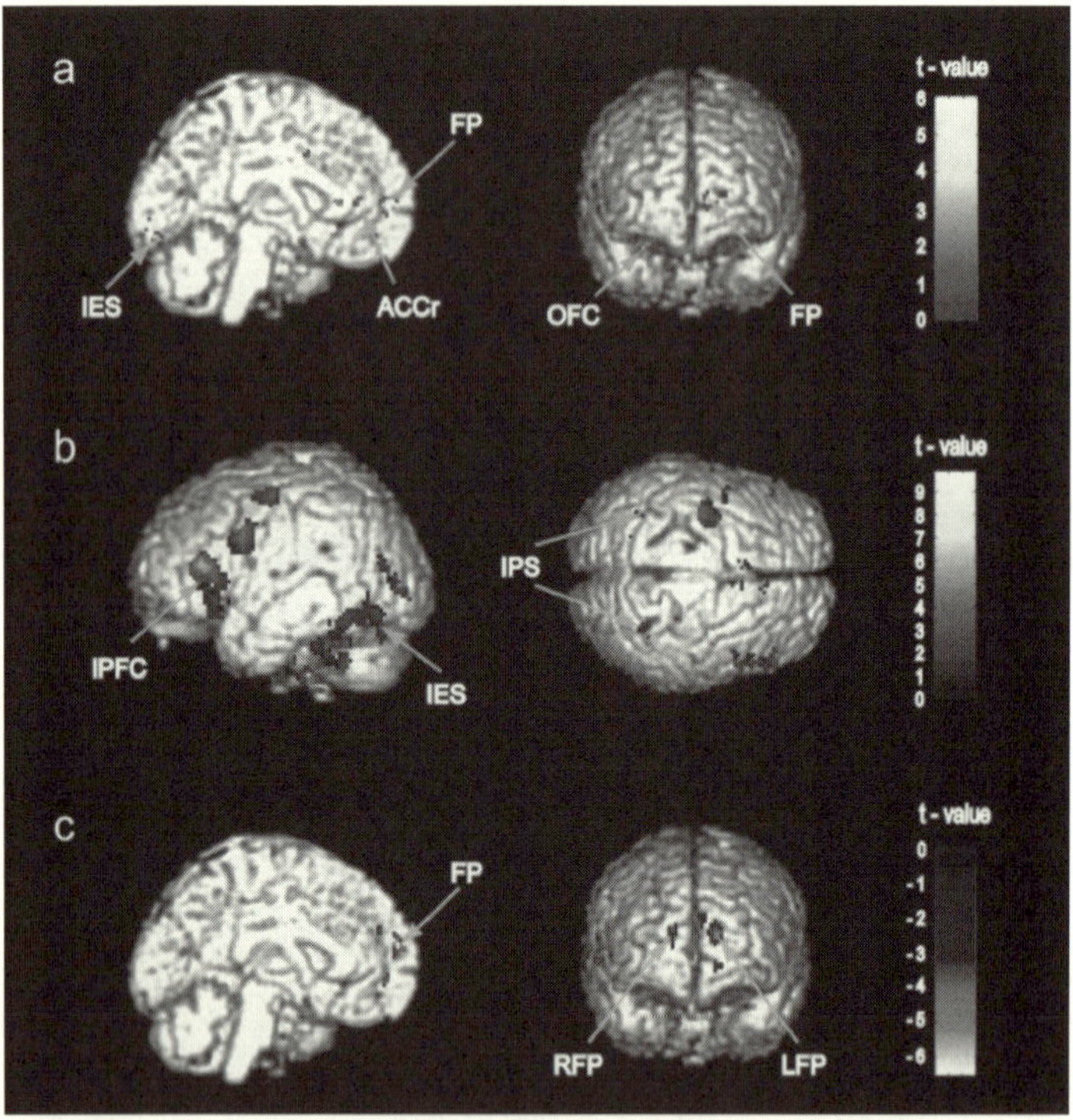

図 8-2　課題準備および実行期間中の脳活動（カラー口絵参照）

(a) 準備期間中は、左内側前頭前野（FP：前頭極、ACCr：前部帯状回を含む）、右眼窩回、そして左外線状皮質が活動を示した。

(b) 課題遂行中は外側前頭前野、頭頂間溝、および外線状皮質が活動を示した。

(c) 課題遂行中は両側の前頭極が活動の低下を示した。

p=0.001（統計エラーのための修正なし）の閾値を越える t 値を示したボクセルは活動していると判断された。この図では 10 ボクセル以上からなるクラスターのみが表示されている。

FP：前頭極、ACCr：前部帯状回、OFC：眼窩回

関係するとされている領域、両外側前頭前野（lateral prefrontal cortex）、右上部前頭回（superior frontal gyrus）、右中前頭回（middle frontal gyrus）、左前中心回（precentral gyrus）、頭頂間溝（intraparietal sulcus）、左紡錘状回（fusiform gyrus）、左中後頭回（middle occipital gyrus）、右下部後頭回（inferior occipital gyrus）は顔を記憶した場合に活動を示した。しかし、われわれの仮説にとって重要な結果として、両側の内側前頭前野、外側上部側頭回が顔を記憶した条件で活動の低下を示した。

もうひとつの脳の活動の指標は、試行が始まった時点の脳活動を原点として、そこからの脳活動の変化率を測る方法である。脳活動の変化率を時間軸に沿ってプロットした結果は図8－3に示されているが、内側前頭前野は準備段階で活動の上昇を、また実行段階で活動の低下を示した。さらに、両側眼窩前頭皮質、前部帯状回が準備段階で活動を示したが、これらの領域は実行段階では活動が低下しなかった。課題実行期間中は外側前頭前野、両側頭頂間溝、両側下部側頭葉、および両側下部外線状皮質が記憶条件にかかわらず活動を示した。

実験の結果

この実験の基本的な結果は、以下の3点にまとめられる。まず、（1）課題の準備段階におい

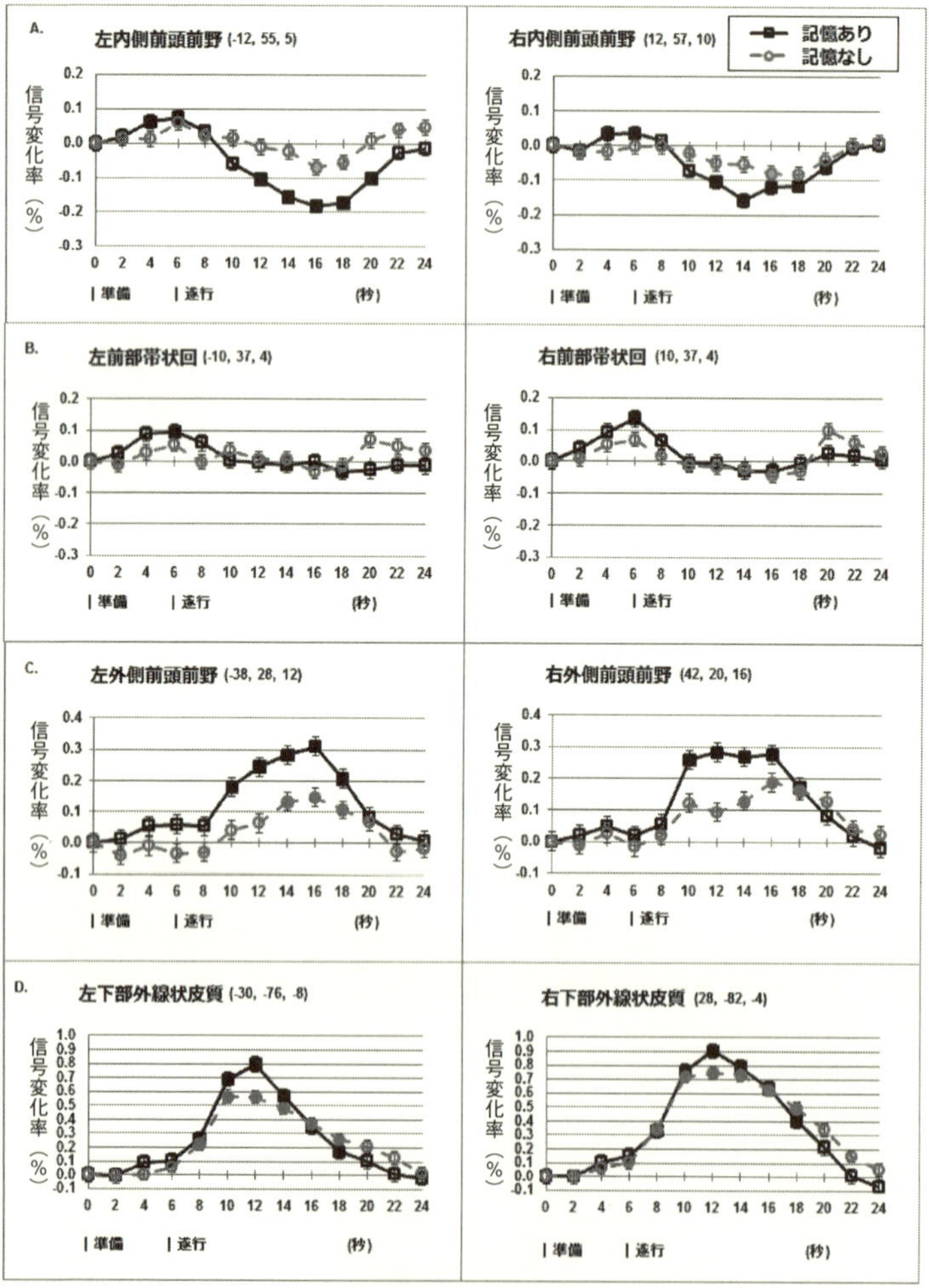

図 8-3　課題遂行中の信号変化率

て、内側前頭前野と下部外線状皮質が活動を示した。また、（2）課題の実行段階において、内側前頭前野と上部側頭葉は活動の低下を示した。しかし、（3）課題の実行段階において通常顔のワーキングメモリに関係しているとされる領域、すなわち外側前頭前野、両側頭頂間溝、両側下部側頭葉、および両側下部外線状皮質は活動を示した。

　内側前頭前野が準備段階で活動を示したのだが、これは先行研究に見られるように内側前頭前野は準備段階における課題セットの形成に関係していることを表していると考えられる（Burgess et al. 2007; Dosenbach et al. 2006; Koechlin et al. 1999; Sakai & Passingham 2003）。すなわち被験者が顔刺激が現れることを期待し、課題に対して準備するための課題のセットを形成する際には内側前頭前野が活動した。しかし、内側前頭前野の活動は課題実行段階において低下した。これは課題によって誘導された活動の低下と同様なメカニズムによって引き起こされたと考えられる。つまり、ある領域での神経活動が活発になった場合は、他の、課題に無関係な領域の活動はそのときの処理資源の需要によっては

試行開始時をベースラインとした場合、（a）内側前頭前野は記憶条件における準備段階で活動の上昇を示し、また課題実行段階においては活動の低下を示した。
（b）前部帯状回は準備段階で活動を示したが実行段階では活動しなかった。
（c）外側前頭前野は実行段階において活動を示した。
（d）下部外線状皮質は実行段階において活動を示した。
各領域名の後のカッコ内の数字は ROI の中心の座標を表す。エラーバーは標準誤差を表す。空白のデータポイントにおける 99%の信頼区間は 0 を含み、また、空白でないデータポイントにおける 99%の信頼区間は 0 を含まない。

低下する可能性があるということである。

今回の研究では、課題実行段階における内側前頭前野の活動の低下は主に次の2つの要因によるものと考えられる。ひとつは内側前頭前野は課題準備には関与するのだが、顔のワーキングメモリ課題の実行には関与しないということであり、もうひとつは前述のように脳の領域の活動の上昇と低下は脳全体での処理資源の分配によるということである。今回の課題では、内側前頭前野が課題の実行段階で活動の低下を示したが、それは（1）内側前頭前野は顔のワーキングメモリの実行には関与しておらず、また（2）われわれの課題は比較的単純だったため課題実行中の課題セットの保持、更新を必要としなかったこと、さらに（3）課題実行中は課題に直接関係した脳領域の処理資源に対する需要が高まったことが挙げられる。脳における処理資源の容量には限りがあるため、ある領域での資源要求が高まると処理資源はダイナミックに分配されることになり、当該の課題に比較的不必要な領域の活動は低下することになると思われる。今回の実験の場合は課題実行中に顔のワーキングメモリに関連した領域（外側前頭前野、下部頭頂葉、下部側頭葉など）の活動が上昇したため、それらの領域における処理資源の需要が高まり、その結果処理資源のダイナミックな再分配が生じた結果、課題の実行には直接関係のない内側前頭前野の活動が低下したと考えられる。したがって、今回の課題がもっと複雑なもので、課題セットの維持、更新を必要とするようなものであったとしたら、内側前頭前野は課題実行期間中も活動を保ったと考えられる（たとえば、Dosenbach et al. 2006; Haynes et al. 2007; Koechlin et al. 1999; Sakai・

Passingham 2003）。

下部外線状皮質が課題準備期間中に活動を示したことは先行研究においてトップダウンな注意効果が後頭部においてみられたという結果と一致している（Gazzaley et al. 2005; Kastner et al. 1999; O’Craven et al. 1999; Pesoa et al. 2003）。トップダウンな注意とは、知識や予期などに基づいて意識的に注意を空間的なある特定の領域や対象などに振り向けることを指す。われわれはある出来事が起きることを期待しそれに対して準備するときは、その出来事の処理に関係した脳領域を予め意識的に活性化している。したがって今回のように顔の刺激を期待するときはその準備段階において、下部外線状皮質を含む顔の処理に対応した脳領域を活性化していたということである。さらに、下部外線状皮質、特に紡錘状回は顔の刺激の処理にに深く関係するため、実行期間中も活動を示し続けた。

デフォルトモード・ネットワークのメカニズムへの示唆

今回の結果はデフォルトモード・ネットワークのメカニズムに関して重要な示唆を含んでいると思われる。前述のようにデフォルトモード・ネットワークにおいては課題実行中の活動が安静期間中の活動に比べて低下するが、内側前頭前野はその重要な構成要素である。そしてこの活動の変化は基本的には安静期間中に、外部環境のモニタリング（Burgess et al. 2007）や内的な状態への関心、またはマインドワンダリングまたは内的思考など（たとえば、Christoff et al. 2009; Mason et al. 2007）の活動によるとされる。先行研究とわれわれの研究の違いは、先行研究においてはデフォルトモード・ネットワークにおける活動の低下は課題条件と安静条件という異なった試行間の比較によって得られているが、われわれの実験では準備期間と実行期間は同一の試行の中の２つの段階として含まれている。したがって、われわれのデータはデフォルトモード・ネットワークの実行期間中の活動の低下は脳内におけるダイナミックな処理資源の再配分に関係していることを示唆している。換言すれば、課題遂行中の内側前頭前野の活動の低下は休息期間中の活動に比較して得られるのみならず、課題実行中に他の領域の活動水準が上がったため、処理資源がそれらの領域に配分されたことによる可能性も考えられる。先行研究によればデフォルトモード・ネットワークは実行系ネットワークと負の相関を示す。つまり実行系ネットワークの活動が上がるとデフォルトモード・ネットワークの活動が下がる（Fox et al. 2005; Grecius et al. 2003; Hampson et al. 2006; Sridharan et al. 2008; Tomasi et al. 2006; Weissman et al. 2006）。またデフォルトモード・ネットワークは課題の資源要求とも負の相関を示す。つまり課題の資源要求が高いほどデフォルトモード・ネットワークの活動が低下する（Mayer et al. 2010; Pyka et al. 2009）。したがってわれわれの結果はデフォルトモード・ネットワークに関するこれらの先行研究の結果とも一致している。

デフォルトモード・ネットワーク領域が共同して活動する要因

先述したように、通常デフォルトモード・ネットワークに含まれる領域としては内側前頭前野のほかには後部帯状回／楔前部、下部頭頂葉、外側側頭葉、そして海馬体が挙げられる（たとえば、Buckner et al. 2008）。われわれの実験においてはデフォルトモード・ネットワークの中で、内側前頭前野のほかは外側側頭葉が課題実行中に活動の低下を示したが、その他の領域は活動の低下を示さなかった。この結果は、デフォルトモード・ネットワークに属する領域が常に共同して活動するとは限らないということを示している。それでは、デフォルトモード・ネットワークに属する領域はどのようなときに協調して活動し、どのようなときに協調しなくなるのであろうか？　そこにおいてはいくつかの要因が関与していると考えられるが、そのひとつは個々の脳領域が関係している機能、もうひとつはその時々の課題に伴う処理資源の要求であるかと思われる。

この点について、われわれは最近の研究（Koshino et al. 2011b）でさらなる検討を加えた。その実験においては再び課題準備期間と実行期間が設けられた。また課題としては前回は顔のワーキングメモリ課題であったが、同様の結果が異なった種類の情報処理でも見られるかどうかを検討するために、言語的ワーキングメモリ課題が用いられた。この実験においては課題準備期間中にデフォルトモード・ネットワークに属する他の領域（特に後部帯状回／楔前部）においても活動が見られ、また実行期間中は活動の低下が見られた。したがってこれらは、前述のデフォルトモード・ネットワークに属する領域は共同して活動する傾向があるという可能性をさらに支持する結果となっている。

期待とデフォルトモード・ネットワーク

われわれの実験ではワーキングメモリ課題を期待し、またそれを実行する際にデフォルトモード・ネットワークがどのように活動するかを検討した。先述のように期待とは将来起きるであろう出来事を予期しそれに対して準備をすることを含む。したがってわれわれの実験では準備段階において被験者は顔刺激が現れること、さらにはそれらの空間的配置を予期し、そのための課題のセットを形成するよう要求されたが、その際にはデフォルトモード・ネットワークのうち課題準備に関係している内側前頭前野と顔刺激の処理に関係している下部外線状皮質が活動を示した。また次の実験においてはそれらに加えて後部帯状回／楔前部も活性化を示した。先行研究によれば、通常期待や予期、さらには課題セットの形成といった認知活動には内側前頭前野は深く関係していることは知られているが、後部帯状回／楔前部は必ずしも関係していない。今回のわれわれの一連の研究は、期待に関してデフォルトモード・ネットワーク全体が関与している可能性を示唆している。

それでは、期待においてデフォルトモード・ネットワークは全体としていったい何をやっているのだろうか？　特に後部帯状回／楔前部のような今まで期待とは関連付けられてこなかった領域は、なぜ活動を示したのだろうか？

もちろんこの点に関して詳しくは今後の研究を待たねばならないが、現在のわれわれのデフォルトモード・ネットワークに関する知識に基づいてひとつの仮説を提案することはできそうである。それはデフォルトモード・ネットワークに属する領域は相互の連結が強いため、共同して活動する傾向が強いということである。期待に関しては内側前頭前野の関与が大きく、また準備期間には課題セットを形成する以外には処理する刺激も提示されていないし、何かに対して反応しなければならないということもない。すなわち内側前頭前野以外の領域には特に課題の側から要求されていることはなく、比較的自由度の高い状態にあると言える。したがって、内側前頭前野の活動が上昇した際に、もともと連結の強いデフォルトモード・ネットワークに属する他の領域、特に後部帯状回／楔前部も連動して活動した可能性が考えられる。しかし個々の領域はそれぞれ固有の機能を持ち、また強さは違っても他の脳領域とも結びついており、したがって処理資源に対する課題の要求などの要因によっては、別のネットワークの中の一部として活動する場合もあるということである。

これはおそらく他の安静状態ネットワークについても言えるかもしれない。換言すれば、相互の連結の強い領域は、ネットワークとして安静状態であっても協調的に活動しているが、ある認知課題実行中のそれらの領域の活動は、当該の課題における個々の領域の役割やそのときの処理資源の需要と供給の関係によって影響されるという可能性がある。

おわりに

われわれの脳はネットワークの集合として成立していると思われるが、それらのネットワークは固定的なものではなく、非常にダイナミックに変動する可能性がある。たとえば、安静期間には先述のようにあるグループのネットワークが安静時ネットワークとして得られる。これはおそらく安静時に相互の連結が深く、また同期して活動している領域がネットワークとしてまとめられるということである。しかし何らかの課題を遂行している間はそれらのネットワークは常に同一のネットワークとして活動するのではなく、その時々の刺激や反応の性質、また処理資源の需要と供給などに基づいて、ネットワークはダイナミックに変動すると思われる。個々の脳の領域はそれぞれが強弱の差はあれ、他の脳の領域と連結している。さらに多くの領域が、特に連合野のような領域は、情報処理において固定した単独の機能を持つのではなく、その機能は当該の課題や情報処理の段階において他のどの脳領域と共同または競合しているかなどの要因によって決定されると思われる。換言すれば、個々の脳の領域はそれぞれが単一のネットワークに属するのではなく複数のネットワークに属しているのであり、どのネットワークの一員として活動するかは前述のようなさまざまな要因によって決定されると思われる。これらの脳のネットワークのダイナミックな変動の性質を探ることは、今後の研究における重要な問題のひとつであると思われる。

編者紹介

苧阪直行（おさか　なおゆき）

1946 年生まれ。1976 年京都大学大学院文学研究科博士課程修了、文学博士（京都大学）。京都大学大学院文学研究科教授、文学研究科長・文学部長、日本学術会議会員などを経て現在、京都大学名誉教授、社会脳研究プロジェクト代表、日本ワーキングメモリ学会会長、日本学術会議「脳と意識」分科会委員長、日本学士院会員

主な著訳書

『意識とは何か』（1996、岩波書店）、『心と脳の科学』（1998、岩波書店）、『脳とワーキングメモリ』（2000、編著、京都大学学術出版会）、『意識の科学は可能か』（2002、編著、新曜社）、*Cognitive Neuroscience of Working Memory*（2007、編著、オックスフォード大学出版局）、『ワーキングメモリの脳内表現』（2008、編著、京都大学学術出版会）、『笑い脳』（2010、岩波書店）、『脳イメージング』（2010、編著、培風館）、『オーバーフローする脳』（2011、訳、新曜社）、『社会脳科学の展望』（2012、編、新曜社）、『道徳の神経哲学』（2012、編、新曜社）、『注意をコントロールする脳』（2013、編、新曜社）、『美しさと共感を生む脳』（2013、編、新曜社）、『報酬を期待する脳』（2014、編、新曜社）、『自己を知る脳、他者を理解する脳』（2014、編、新曜社）、『小説を愉しむ脳』（2014、編、新曜社）、『成長し衰退する脳』（2015、編、新曜社）

社会脳シリーズ 1

社会脳科学の展望

脳から社会をみる

初版第 1 刷発行　2012 年 3 月 25 日
初版第 2 刷発行　2015 年 11 月 25 日

編　者　苧阪直行
発行者　塩浦　暲
発行所　株式会社　新曜社
〒 101-0051　東京都千代田区神田神保町 3-9
電話 (03) 3264-4973・FAX (03) 3239-2958
e-mail：info@shin-yo-sha.co.jp
URL：http://www.shin-yo-sha.co.jp/
印刷所　株式会社シナノ
製本所　イマヰ製本所

ISBN978-4-7885-1281-8　C1040

執筆者紹介（執筆順）

奥田次郎（おくだ　じろう）【1章・共著】
京都産業大学・准教授　2000年東北大学大学院医学系研究科博士課程（障害科学専攻）修了　博士（障害学）。専門は記憶や意思決定などヒトの高次認知機能の脳情報処理

藤井俊勝（ふじい　としかつ）【1章、2章・共著】
東北大学・准教授　1981年東北大学医学部卒業　医学博士。専門は認知脳科学・神経心理学

阿部修士（あべ　のぶひと）【2章・共著】
ハーバード大学・研究員（2012年4月より、京都大学こころの未来研究センター特定助教）2008年東北大学大学院医学系研究科博士後期課程（障害科学専攻）修了　障害科学博士。専門は社会性の認知神経科学

飯高哲也（いいだか　てつや）【3章】
名古屋大学大学院医学系研究科・准教授　1984年筑波大学医学専門学群卒業　博士（医学）。専門は高次脳機能の非侵襲的計測

原田宗子（はらだ　ときこ）【4章】
名古屋大学大学院・研究員　2005年総合研究大学院大学生命科学研究科博士課程（生理科学専攻）修了　理学博士。専門は認知神経科学

村井俊哉（むらい　としや）【5章】
京都大学・教授　1998年京都大学大学院医学研究科博士課程修了　医学博士。専門は臨床精神医学全般

高橋英彦（たかはし　ひでひこ）【6章】
京都大学・准教授　1997年東京医科歯科大学医学部医学科卒業　医学博士。専門は精神医学、認知神経科学、脳イメージング

渡邊正孝（わたなべ　まさたか）【7章】
（財）東京都医学総合研究所・生理心理学研究室・特任研究員　1978年東京大学大学院文学研究科博士課程（心理学専攻）修了　文学博士。専門は生理心理学、認知神経科学

福山秀直（ふくやま　ひでなお）【コラム】
京都大学大学院医学研究科附属脳機能総合研究センター・教授　1983年京都大学大学院医学研究科博士課程修了　博士（医学）。専門は脳機能画像学

越野英哉（こしの　ひでや）【8章】
カリフォルニア州立大学サンベルナルディーノ校心理学部・教授　1994年カンザス大学博士課程、実験・認知心理学修了　Ph.D.　専門は視覚的注意とワーキングメモリの認知心理学・認知神経科学

人名索引

ア行

アインシュタイン（Einstein, G. O.）　20
アディス（Addis, D. R.）　15
アレクサンダー（Alexander, G. E.）　166

ウー（Wu, S.）　88

エクマン（Ekman, P.）　67

小川誠二　42

カ行

カイサー（Keysar, B.）　88
カヴァナ（Cavanna, A. E.）　174
ガザレイ（Gazzaley, A.）　177

北山忍（Kitayama, S.）　88, 90

グリーン（Greene, J. D.）　54

サ行

シップ（Sip, K. E.）　57
シニガリア（Sinigaglia, C.）　78
ジャクソン（Jackson, P. L.）　102
シャロット（Sharot, T.）　16

スペンス（Spence, S. A.）　42

セラル（Sellal, F.）　53

タ行

ダルゲンボー（D'Argembeau, A.）　16

チャオ（Chiao, J. Y.）　94, 95, 97, 102, 104
チュー（Zhu, Y.）　99

デロング（DeLong, M. R.）　166

トリンブル（Trimble, M. R.）　174

ナ行

ナッシュ（Nash, J. F.）　111

ノーソフ（Northoff, G.）　92

ハ行

バウムガートナー（Baumgartner, T.）　56
ハクスビー（Haxby, J. V.）　65
ハサビス（Hassabis, D.）　18
バス（Buss, D. M.）　141
バックナー（Buckner, R. L.）　174, 179
バット（Bhatt, M. A.）　57
原田宗子（Harada, T.）　99
バーン（Byrne, R. W.）　38

フリーセン（Friesen, W. V.）　67

ベンティン（Bentin, S.）　66

事項索引

サ行

タ行

ナ行

ハ行

ラ行

ワ行

文　献

「社会脳」シリーズ刊行にあたって

Cacioppo, J. T., Berntson, G. G., Adolphs, R., Carter, C. S., Davidson, R. J., McClintock, M. K., McEwen, B. S., Meaney, M. J., Shacter, D. L., Sternberg, E. M., Suomi, S. S., & Taylor, S. E. (Eds.) (2002). *Foundations of Social Neuroscience*. Cambridge: MIT Press.

Cacioppo, J. T., & Berntson, G. G. (Eds.) (2005). *Social Neuroscience*. London: Psychology Press.

Cacioppo, J. T., Visser, P. S., & Pickett, C. L. (Eds.) (2006). *Social Neuroscience*. Cambridge: MIT Press.

Decety, J., & Ickes, W. (Eds.) (2009). *The Social Neuroscience of Empathy*. Cambridge: MIT Press.

Decety, J., & Cacioppo, J. T. (Eds.) (2011). *The Oxford Handbook of Social Neuroscience*. Oxford: Oxford University Press.

Dunbar, R.I.M. (2003). The social brain: Mind, language, and society in evolutionary perspective. *Annual Review of Anthropology, 32*, 163–181.

Harmon-Jones, E., & Beer, J. S. (Eds.) (2009). *Methods in Social Neuroscience*. New York: Guilford Press.

Harmon-Jones, E., & Winkielman, P. (Eds.) (2007). *Social Neuroscience*. New York: Guilford Press.

苧阪直行 (2004). デカルト的意識の脳内表現 ── 心の理論からのアプローチ. 哲学研究, 578号, 京都哲学会.

苧阪直行 (2010). 笑い脳 ── 社会脳からのアプローチ. 岩波科学ライブラリー166, 岩波書店.

Taylor, S. E. (Eds.) (2002). *Foundations in Social Neuroscience*. Cambridge: MIT Press.

Todorov, A., Fiske, S. T., & Prentice, D. A. (Eds.) (2011). *Social*

Neuroscience. New York: Oxford University Press.

Zelazo, P.H ., Chandler, M., & Crone, E. (Eds.) (2010). ***Developmental Social Cognitive Neuroscience***. London: Psychology Press.

1　展望する脳

Addis, D. R., Wong, A. T., Schacter, D. L. (2007). Remembering the past and imagining the future: Common and distinct neural substrates during event construction and elaboration. ***Neuropsychologia, 45*** (7), 1363–1377.

Atance, C. M., O'Neill, D. K. (2001). Episodic future thinking. ***Trends in Cognitive Sciences, 5*** (12), 533–539.

Brandimonte, M., Einstein, G. O., & McDaniel, M. A. (1996). ***Prospective Memory: Theory and Applications***. Mahaw, New Jersey: Lawrence Erlbaum Associates.

Buckner, R. L., Carroll, D. C. (2007). Self-projection and the brain. ***Trends in Cognitive Sciences, 11*** (2), 49–57.

Burgess, P. W., Quayle, A., Frith, C. D. (2001). Brain regions involved in prospective memory as determined by positron emission tomography. ***Neuropsychologia, 39*** (6), 545–555.

Burgess, P. W., Dumontheil, I., Gilbert, S. J. (2007). The gateway hypothesis of rostral prefrontal cortex (area 10) function. ***Trends in Cognitive Sciences, 11*** (7), 290–298.

Burgess, P. W., Gonen-Yaacovi, G., Volle, E. (2011). Functional neuroimaging studies of prospective memory: What have we learnt so far? ***Neuropsychologia, 49*** (8), 2246–2257.

Damasio, A. (1994). ***Descartes' Error: Emotion, Reason, and the Human Brain***. New York: Putnam Publishing.

D'Argembeau, A., Xue, G., Lu, Z. L., Van der Linden, M., Bechara, A. (2008). Neural correlates of envisioning emotional events in the near and far future. ***NeuroImage 40*** (1), 398–407.

Einstein, G. O., McDaniel, M. A. (1990). Normal aging and prospective memory. ***Journal of Experimental Psychology: Learning, Memory and***

Cognition 16, 717–726.

Fujii, T., Moscovitch, M., Nadel, L. (2000). Memory consolidation, retrograde amnesia, and the temporal lobe. In: *Handbook of Neuropsychology*, 2nd Edition, pp. 223–250, Amsterdam: Elsevier.

Hassabis, D., Kumaran, D., Vann, S. D., Maguire, E. A. (2007). Patients with hippocampal amnesia cannot imagine new experiences. *Proceedings of National Academy of Sciences, U.S.A. 104* (5), 1726–1731.

Kliegel, M., McDaniel, M. A., Einstein, G. O. (2007). *Prospective Memory: Cognitive, Neuroscience, Developmental, and Applied Perspectives*. New York: Lawrence Erlbaum Associates, Taylor & Francis Group.

Mulcahy, N. J., Call, J. (2006). Apes save tools for future use. *Science, 312* (5776), 1038–1040.

奥田次郎（2008）．未来への予見に携わる脳神経ネットワーク．玉川大学脳科学研究所紀要，*1*, 13–23.

Okuda, J., Fujii, T., Yamadori, A., Kawashima, R., Tsukiura, T., Fukatsu, R., Suzuki, K., Itoh, M., Fukuda, H. (1998). Participation of the prefrontal cortices in prospective memory: evidence from a PET study in humans. *Neuroscience Letters, 253*, 127–130.

Okuda, J., Fujii, T., Ohtake, H., Tsukiura, T., Tanji, K., Suzuki, K., Kawashima, R., Fukuda, H., Itoh, M., Yamadori, A. (2003). Thinking of the future and past: The roles of the frontal pole and the medial temporal lobes, *Neuroimage, 19* (4), 1369–1380.

奥田次郎（2005）．意図とその遅延後の実現 ── Prospective memory の脳内メカニズム．人工知能学会誌，*20* (4), 418–424.

Okuda, J. (2007a). Prospection or projection: Neurobiological basis of stimulus-independent mental traveling. *Behavioral and Brain Sciences, 30* (3), 328–329.

Okuda, J., Fujii, T., Ohtake, H., Tsukiura, T., Yamadori, A., Frith, C. D., Burgess, P. W. (2007b). Differential involvement of regions in rostral prefrontal cortex (Brodmann Area 10) in time- and event-based prospective memory. *International Journal of Psychophysiology, 64* (3), 233–

246.
Okuda, J., Gilbert, S. J., Burgess, P. W., Frith, C. D., Simons, J. S. (2011). Looking to the future: Automatic regulation of attention between current performance and future plans. *Neuropsychologia, 49* (8), 2258–2271.
Peters, J., Büchel, C. (2010). Episodic future thinking reduces reward delay discounting through an enhancement of prefrontal-mediotemporal interactions. *Neuron, 66* (1), 138–148.
Raby, C. R., Alexis, D. M., Dickinson, A., Clayton, N. S. (2007). Planning for the future by western scrub-jays. *Nature, 445* (7130), 919–921.
Race, E., Keane, M. M., Verfaellie, M. (2011). Medial temporal lobe damage causes deficits in episodic memory and episodic future thinking not attributable to deficits in narrative construction. *The Journal of Neuroscience, 31* (28), 10262–10269.
Schacter, D. L., Addis, D. R., Buckner, R. L. (2008). Episodic simulation of future events: Concepts, data, and applications. *Annals of New York Academy of Sciences, 1124*, 39–60.
Scoville, W. B., Milner, B. (1957). Loss of recent memory after bilateral hippocampal lesions. *Journal of Neurology, Neurosurgery & Psychiatry, 20* (1), 11–21.
Sharot, T., Riccardi, A. M., Raio, C. M., Phelps, E. A. (2007). Neural mechanisms mediating optimism bias. *Nature, 450* (7166), 102–105.
柴崎浩・米倉義春（1994）．脳のイメージング――脳のはたらきはどこまで画像化できるか．共立出版．
Squire, L. R., van der Horst, A., McDuff, S. G. R., Franscino, J. C., Hopkins, R. O., Mauldin, K. N. (2010). Role of the hippocampus in remembering the past and imagining the future. *Proceedings of National Academy of Sciences, U.S.A. 107* (44), 19044–19048.
Suddendorf, T., Corballis, M. C. (2007). The evolution of foresight: What is mental time travel, and is it unique to humans? *Behavioral and Brain Sciences, 30* (3), 299–313.
Suddendorf, T., Corballis, M. C. (2010). Behavioural evidence for mental

time travel in nonhuman animals. *Behavioural Brain Research, 215*, 292–298.
山鳥重（2002）．記憶の神経心理学．医学書院．

2　嘘をつく脳

阿部修士・藤井俊勝（2006）．嘘の脳内メカニズム――脳機能画像研究を中心に．嘘とだましの心理学（箱田裕司・仁平義明編）pp. 231–257，有斐閣．
Abe, N., Fujii, T., Hirayama, K., Takeda, A., Hosokai, Y., Ishioka, T., Nishio, Y., Suzuki, K., Itoyama, Y., Takahashi, S., Fukuda, H., & Mori, E. (2009). Do parkinsonian patients have trouble telling lies? The neurobiological basis of deceptive behaviour. *Brain, 132*, 1386–1395.
Abe, N., Okuda, J., Suzuki, M., Sasaki, H., Matsuda, T., Mori, E., Tsukada, M., & Fujii, T. (2008). Neural correlates of true memory, false memory, and deception. *Cerebral Cortex, 18*, 2811–2819.
Abe, N., Suzuki, M., Mori, E., Itoh, M., & Fujii, T. (2007). Deceiving others: Distinct neural responses of the prefrontal cortex and amygdala in simple fabrication and deception with social interactions. *Journal of Cognitive Neuroscience, 19*, 287–295.
Abe, N., Suzuki, M., Tsukiura, T., Mori, E., Yamaguchi, K., Itoh, M., & Fujii, T. (2006). Dissociable roles of prefrontal and anterior cingulate cortices in deception. *Cerebral Cortex, 16*, 192–199.
Adolphs, R. (2010). What does the amygdala contribute to social cognition? *Annals of the New York Academy of Sciences, 1191*, 42–61.
Baumgartner, T., Fischbacher, U., Feierabend, A., Lutz, K., & Fehr, E. (2009). The neural circuitry of a broken promise. *Neuron, 64*, 756–770.
Bhatt, M. A., Lohrenz, T., Camerer, C. F., & Montague, P. R. (2010). Neural signatures of strategic types in a two-person bargaining game. *Proceedings of the National Academy of Sciences of the Unites States of America, 107*, 19720–19725.
Byrne, R. W., & Corp, N. (2004). Neocortex size predicts deception rate in

primates. *Proceedings of the Royal Society B: Biological Sciences, 271*, 1693–1699.

Casey, B. J., Tottenham, N., Liston, C., & Durston, S. (2005). Imaging the developing brain: what have we learned about cognitive development? *Trends in Cognitive Sciences, 9*, 104–110.

Chandler, M., Fritz, A. S., & Hala, S. (1989). Small-scale deceit: Deception as a marker of two-, three-, and four-year-olds' early theories of mind. *Child Development, 60*, 1263–1277.

Chikazoe, J. (2010). Localizing performance of go/no-go tasks to prefrontal cortical subregions. *Current Opinion in Psychiatry, 23*, 267–272.

DePaulo, B. M., & Kashy, D. A. (1998). Everyday lies in close and casual relationships. *Journal of Personality and Social Psychology, 74*, 63–79.

Frank, M. G., & Ekman, P. (1997). The ability to detect deceit generalizes across different types of high-stake lies. *Journal of Personality and Social Psychology, 72*, 1429–1439.

Gamer, M., Verschuere, B., Crombez, G., & Vossel, G. (2008). Combining physiological measures in the detection of concealed information. *Physiology and Behavior, 95*, 333–340.

Ganis, G., Rosenfeld, J. P., Meixner, J., Kievit, R. A., & Schendan, H. E. (2011). Lying in the scanner: covert countermeasures disrupt deception detection by functional magnetic resonance imaging. *Neuroimage, 55*, 312–319.

Greene, J. D., & Paxton, J. M. (2009). Patterns of neural activity associated with honest and dishonest moral decisions. *Proceedings of the National Academy of Sciences of the Unites States of America, 106*, 12506–12511.

Ishihara, L., & Brayne, C. (2006). What is the evidence for a premorbid parkinsonian personality: A systematic review. *Movement Disorders, 21*, 1066–1072.

Ito, A., Abe, N., Fujii, T., Ueno, A., Koseki, Y., Hashimoto, R., Mugikura, S., Takahashi, S., & Mori, E. (2011). The role of the dorsolateral prefrontal cortex in deception when remembering neutral and emotional events.

Neuroscience Research, 69, 121–128.

Kable, J. W., & Glimcher, P. W. (2009). The neurobiology of decision: Consensus and controversy. *Neuron, 63*, 733–745.

Kerns, J. G., Cohen, J. D., MacDonald, A. W., 3rd, Cho, R. Y., Stenger, V. A., & Carter, C. S. (2004). Anterior cingulate conflict monitoring and adjustments in control. *Science, 303*, 1023–1026.

Kringelbach, M. L., & Rolls, E. T. (2004). The functional neuroanatomy of the human orbitofrontal cortex: evidence from neuroimaging and neuropsychology. *Progress in Neurobiology, 72*, 341–372.

Lewis, M., Stanger, C., & Sullivan, M. W. (1989). Deception in 3-year-olds. *Developmental Psychology, 25*, 439–443.

MacDonald, A. W., 3rd, Cohen, J. D., Stenger, V. A., & Carter, C. S. (2000). Dissociating the role of the dorsolateral prefrontal and anterior cingulate cortex in cognitive control. *Science, 288*, 1835–1838.

Menza, M. (2000). The personality associated with Parkinson's disease. *Current Psychiatry Reports, 2*, 421–426.

Ogawa, S., Lee, T. M., Nayak, A. S., & Glynn, P. (1990). Oxygenation-sensitive contrast in magnetic resonance image of rodent brain at high magnetic fields. *Magnetic Resonance in Medicine, 14*, 68–78.

苧阪直行（編著）(2008). ワーキングメモリの脳内表現. 京都大学学術出版会.

Owen, A. M. (1997). The functional organization of working memory processes within human lateral frontal cortex: The contribution of functional neuroimaging. *European Journal of Neuroscience, 9*, 1329–1339.

Phan, K. L., Wager, T., Taylor, S. F., & Liberzon, I. (2002). Functional neuroanatomy of emotion: A meta-analysis of emotion activation studies in PET and fMRI. *Neuroimage, 16*, 331–348.

Quirk, G. J., & Beer, J. S. (2006). Prefrontal involvement in the regulation of emotion: Convergence of rat and human studies. *Current Opinion in Neurobiology, 16*, 723–727.

Ramnani, N., & Owen, A. M. (2004). Anterior prefrontal cortex: Insights

into function from anatomy and neuroimaging. *Nature Reviews Neuroscience, 5*, 184–194.

Robinson, W. P., Shepherd, A., & Heywood, J. (1998). Truth, equivocation concealment, and lies in job applications and doctor-patient communication. *Journal of Language and Social Psychology, 17*, 149–164.

Rowe, J. B., Toni, I., Josephs, O., Frackowiak, R. S., & Passingham, R. E. (2000). The prefrontal cortex: Response selection or maintenance within working memory? *Science, 288*, 1656–1660.

Sellal, F., Chevalier, Y., & Collard, M. (1993). 'Pinocchio syndrome': A peculiar form of reflex epilepsy? *Journal of Neurology, Neurosurgery and Psychiatry, 56*, 936.

Siegal, M., & Peterson, C. C. (1996). Breaking the mold: A fresh look at children's understanding of questions about lies and mistakes. *Developmental Psychology, 32*, 322–334.

Siegal, M., & Peterson, C. C. (1998). Preschoolers' understanding of lies and innocent and negligent mistakes. *Child Development, 34*, 332–341.

Sip, K. E., Lynge, M., Wallentin, M., McGregor, W. B., Frith, C. D., & Roepstorff, A. (2010). The production and detection of deception in an interactive game. *Neuropsychologia, 48*, 3619–3626.

Sip, K. E., Roepstorff, A., McGregor, W., & Frith, C. D. (2008). Detecting deception: The scope and limits. *Trends in Cognitive Sciences, 12*, 48–53.

Spence, S. A., Farrow, T. F., Herford, A. E., Wilkinson, I. D., Zheng, Y., & Woodruff, P. W. (2001). Behavioural and functional anatomical correlates of deception in humans. *Neuroreport, 12*, 2849–2853.

Verschuere, B., Crombez, G., De Clercq, A., & Koster, E. H. (2005). Psychopathic traits and autonomic responding to concealed information in a prison sample. *Psychophysiology, 42*, 239–245.

Vrij, A. (1994). The impact of information and setting on detection of deception by police detectives. *Journal of Nonverbal Behavior, 18*, 117–136.

Yang, Y., Raine, A., Lencz, T., Bihrle, S., Lacasse, L., & Colletti, P. (2005). Prefrontal white matter in pathological liars. *British Journal of Psychiatry,*

187, 320–325.

Yang, Y., Raine, A., Narr, K. L., Lencz, T., LaCasse, L., Colletti, P., Toga, A. W. (2007). Localisation of increased prefrontal white matter in pathological liars. ***British Journal of Psychiatry, 190***, 174–175.

Zuckerman, M., DeFrank, R. S., Hall, J. A., Larrance, D. T., & Rosenthal, R. (1979). Facial and vocal cues of deception and honesty. ***Journal of Experimental Social Psychology, 18***, 378–396.

3　顔認知の発達と情動・社会性

Bentin, S., Allison, T., Puce, A., Perez, E., & McCarthy, G. (1996). Electrophysiological studies of face perception in humans. ***Journal of Cognitive Neuroscience, 8*** (6), 551–565.

Di Martino, A., Ross, K., Uddin, L. Q., Sklar, A. B., Castellanos, F. X., & Milham, M. P. (2009). Functional brain correlates of social and nonsocial processes in autism spectrum disorders: An activation likelihood estimation meta-analysis. ***Biological Psychiatry, 65*** (1), 63–74.

エクマン，P., & フリーセン，W. V. (1987). 表情分析入門 ── 表情に隠された意味をさぐる（工藤力訳編）. 誠信書房.

Gunji, A., Inagaki, M., Inoue, Y., Takeshima, Y., & Kaga, M. (2009). Event-related potentials of self-face recognition in children with pervasive developmental disorders. ***Brain and Development, 31*** (2), 139–147.

Haxby, J. V., Hoffman, E. A., & Gobbini, M. I. (2000). The distributed human neural system for face perception. ***Trends in Cognitive Sciences, 4*** (6), 223–233.

Ichikawa, H., Kanazawa, S., Yamaguchi, M. K., & Kakigi, R. (2010). Infant brain activity while viewing facial movement of point-light displays as measured by near-infrared spectroscopy (NIRS). ***Neuroscience Letters, 482*** (2), 90–94.

Iidaka, T., Matsumoto, A., Haneda, K., Okada, T., & Sadato, N. (2006). Hemodynamic and electrophysiological relationship involved in human face processing: Evidence from a combined fMRI-ERP study. ***Brain and***

Cognition, 60 (2), 176–186.

Iidaka, T., Saito, D. N., Komeda, H., Mano, Y., Kanayama, N., Osumi, T., et al. (2010). Transient neural activation in human amygdala involved in aversive conditioning of face and voice. *Journal of Cognitive Neuroscience, 22* (9), 2074–2085.

稲垣真澄・大戸達之（2008）．自閉症の顔認知に関する研究最前線．加我牧子・稲垣真澄（編）医師のための発達障害児・者診断治療ガイド（pp.88–92）．診断と治療社．

Ishitobi, M., Kosaka, H., Omori, M., Matsumura, Y., Munesue, T., Mizukami, K., et al. (2011). Differential amygdala responses to lower face in patients with autistic spectrum disorders: An fMRI study. *Research in Autism Spectrum Disorders, 5*, 910–919.

Kanwisher, N., & Yovel, G. (2006). The fusiform face area: A cortical region specialized for the perception of faces. *Philosophical Transactions of the Royal Society B: Biological Sciences, 3611* (1476), 2109–2128.

Kita, Y., Gunji, A., Inoue, Y., Goto, T., Sakihara, K., Kaga, M., et al. (2011). Self-face recognition in children with autism spectrum disorders: A near-infrared spectroscopy study. *Brain and Development, 33* (6), 494–503.

Kosaka, H., Omori, M., Munesue, T., Ishitobi, M., Matsumura, Y., Takahashi, T., et al. (2010). Smaller insula and inferior frontal volumes in young adults with pervasive developmental disorders. *Neuroimage, 50* (4), 1357–1363.

Miki, K., Watanabe, S., Teruya, M., Takeshima, Y., Urakawa, T., Hirai, M., et al. (2011). The development of the perception of facial emotional change examined using ERPs. *Clinical Neurophysiology, 122* (3), 530–538.

Morita, T., Itakura, S., Saito, D. N., Nakashita, S., Harada, T., Kochiyama, T., et al. (2008). The role of the right prefrontal cortex in self-evaluation of the face: A functional magnetic resonance imaging study. *Journal of Cognitive Neuroscience, 20* (2), 342–355.

Morita, T., Kosaka, H., Saito, N. D., Ishitobi, M., Munesue, T., Itakura, S., et al. (in press). Emotional responses associated with self-face processing in

individuals with autism spectrum disorders: An fMRI study. *Social Neuroscience.*

Nakato, E., Otsuka, Y., Kanazawa, S., Yamaguchi, M. K., Honda, Y., & Kakigi, R. (2011). I know this face: neural activity during mother's face perception in 7- to 8-month-old infants as investigated by near-infrared spectroscopy. *Early Human Development, 87* (1), 1–7.

Nakato, E., Otsuka, Y., Kanazawa, S., Yamaguchi, M. K., & Kakigi, R. (2011). Distinct differences in the pattern of hemodynamic response to happy and angry facial expressions in infants: A near-infrared spectroscopic study. *Neuroimage, 54* (2), 1600–1606.

Nakato, E., Otsuka, Y., Kanazawa, S., Yamaguchi, M. K., Watanabe, S., & Kakigi, R. (2009). When do infants differentiate profile face from frontal face? A near-infrared spectroscopic study. *Human Brain Mapping, 30* (2), 462–472.

Otsuka, Y., Nakato, E., Kanazawa, S., Yamaguchi, M. K., Watanabe, S., & Kakigi, R. (2007). Neural activation to upright and inverted faces in infants measured by near infrared spectroscopy. *Neuroimage, 34* (1), 399–406.

大藪泰・田中みどり・伊藤英夫 (2004). 共同注意の発達と臨床 ── 人間化の原点の究明. 川島書店.

リゾラッティ, G., & シニガリア, C. (2009). ミラーニューロン (柴田裕之訳). 紀伊国屋書店.

Taylor, M. J., Batty, M., & Itier, R. J. (2004). The faces of development: A review of early face processing over childhood. *Journal of Cognitive Neuroscience, 16* (8), 1426–1442.

山口真美 (2003). 赤ちゃんは顔をよむ ── 視覚と心の発達学. 紀伊国屋書店.

Young, A. W., McWeeny, K. H., Hay, D. C., & Ellis, A. W. (1986). Matching familiar and unfamiliar faces on identity and expression. *Psychological research, 48* (2), 63–68.

4　認知の文化差を映し出す脳の活動

Amodio, D. M., & Frith, C. D. (2006). Meeting of minds: The medial frontal cortex and social cognition. ***Nature Review Neuroscience, 7*** (4), 268–277.

Aron, A., Aron, E. N., & Norman, C. (2002). Self-expansion model of motivation and cognition in close relationships and beyond. In Fletcher, G. J. O. & Clark, M. S. (Eds.), ***Blackwell Handbook of Social Psychology: Interpersonal Processes*** (pp.478–502). John Wiley & Sons.

Chiao, J. Y., and Ambady, N. (2007). Cultural neuroscience: Parsing university and diversity across levels of analysis. In Kitayama, S., & D. Cohen, D. (Eds.), ***Handbook of Cultural Psychology*** (pp.237–254). New York: Guilford Press.

Chiao, J. Y., Harada, T., Komeda, H., Li, Z., Mano, Y., Saito, D., Parrish, T. B., Sadato, N., and Iidaka, T. (2009a). Neural basis of individualistic and collectivistic view of self. ***Human Brain Mapping, 30*** (9), 2813–2820.

Chiao, J. Y., Harada, T., Komeda, H., Li, Z., Mano, Y., Saito, D., Parrish, T. B., Sadato, N., and Iidaka, T. (2009b). Dynamic cultural influences on neural representations of the self. ***Journal of Cognitive Neuroscience, 22*** (1), 1–11.

Chiao, J. Y., Mathur, V. A., Harada, T., & Lipke, T. (2009c). Neural basis of preference for human social hierarchy versus egalitarianism. In Vilarroya, O., Atran, S., Navarro, A., Ochsner, K., & Tobena, A. (Eds.), ***Values, Empathy, and Fairness across Social Barriers*** (Annals of the New York Academy of Sciences) (1167, 174–181). Wiley-Blackwell.

Cialdini, R. B., Brown, S. L., Lewis, B. R., Luce, C., & Neuberg, S. L. (1997). Reinterpreting the empathy-altruism relationship: When one into one equals oneness. ***Journal of Personality and Social Psychology, 73*** (3), 481–494.

Dovidio, J. F., Johnson, J. D., Gaertner, S. L., Pearson, A. R., Saguy, T., & Ashburn-Nardo, L. (in press). Empathy and intergroup relations. In Mikulincer, M. & Shaver, P. R. (Eds.), ***Prosocial Motives, Emotions, and Behavior***. Washington, D. C.: American Psychological Association.

Fuster, J. M. (Ed.) (1997). ***The Prefrontal Cortex: Anatomy, Physiology, and***

Neuropsychology of the Frontal Lobe, 3rd ed. Philadelphia: Lippincott Williams and Wilkins.（福居顯二（監訳）(2006). 前頭前皮質 ── 前頭葉の解剖学, 生理学, 神経心理学. 第３版, 新興医学出版.）

Gardner, W. L., Gabriel, S., & Lee, A. Y. (1999). "I" value freedom but "we" value relationships: Self construal priming mirrors cultural differences in judgment. *Psychological Science, 10* (4), 321–326.

Harada, T., Li, Z., & Chiao, J. Y. (2010). Differential dorsal and ventral medial prefrontal representations of the implicit self modulated by individualism and collectivism: An fMRI study. *Social Neuroscience, 5* (3). 257–271.

Hein, G., & Singer, T. (2008). I feel how you feel but not always: The empathic brain and its modulation. *Current Opinion in Neurobiology, 18* (2), 153–158.

Hewstone, M., Rubin, M., & Willis, H. (2002). Intergroup bias. *Annual Review of Psychology, 53*, 575–604.

Hong, Y., Morris, M. W., Chiu, C., & Benet-Martinez, V. (2000). Multicultural minds: A dynamic constructivist approach to culture and cognition. *American Psychologist, 55* (7), 709–720.

Jackson, P. L., Meltzoff, A. N., & Decety, J. (2005). How do we perceive the pain of others? A window into the neural processes involved in empathy. *Neuroimage, 24* (3), 771–779.

Kitayama, S., Duffy, S., Kawamura, T., & Larsen, J. T. (2003). Perceiving an object and its context in different cultures: A cultural look at New Look. *Psychological Science, 14* (3), 201–206.

Knowles, E. D., & Peng, K. (2005). White selves: conceptualizing and measuring a dominant-group identity. *Journal of Personality and Social Psychology, 89* (2), 223–241.

Li, S. C. (2003). Biocultural orchestration of developmental plasticity across levels: The interplay of biology and culture in shaping the mind and behavioral across the life span. *Psychological Bulletin, 129* (2), 171–194.

Macrae, C. N., Moran, J. M., Heatherton, T. F., Banfield, J. F., & Kelly, W. M.

(2004). Medial prefrontal activity predicts memory for self. *Cerebral Cortex, 14* (6), 647–654.

Markus, H. R. & Kitayama, S. (1991). Culture and the self: Implications for cognition, emotion, and motivation. *Psychological Review, 98* (2), 224–253.

Mathur, V. A., Harada, T., Lipke, T., & Chiao, J. Y. (2010). Neural basis of extraordinary empathy and altruistic motivation. *Neuroimage, 51* (4), 1468–1475.

Mathur, V. A., Harada, T., & Chiao, J. Y. (in press). Racial identification modulates default network activity for same and other races. *Human Brain Mapping.*

Mesoudi, A., Whiten, A., & Laland, K. N. (2006). Towards a unified science of cultural evolution. *Behavioral and Brain Science, 29,* 329–383.

Northoff, G., & Bermphol. F. (2004). Cortical midline structures and the self. *Trends in Cognitive Sciences, 8* (3), 102–107.

Northoff, G., Heinzel, A., de Greck, M., Bermphol. F., Dobrowolny, H., & Panksepp, J. (2006). Self-referential processing in our brain: A meta-analysis of imaging studies on the self. *Neuroimage, 31* (1), 440–457.

Ochsner, K. N., Knierim, K., Ludlow, D. H., Hanelin, J., Ramachandran, T., Glover, G., & Mackey, S. C. (2004). Reflecting upon feelings: An fMRI study of neural systems supporting the attribution of emotion to self and other. *Journal of Cognitive Neuroscinece, 16* (10), 1746–1772.

Ochsner, K. N., Beer, J. S., Robertson, E. R., Cooper, J., C., Gabriel, J. D. E., Kihsltrom, J. F., & D'Esposito, M. (2005). The neural correlates of direct and reflected self- knowledge. *Neuroimage, 28* (4), 797–814.

Oyserman, D., Coon, H. M., & Kemmelmeier, M. (2002). Rethinking individualism and collectivism: Evaluation of theoritical assumptions and meta-analyses. *Psychological Bulletine, 128* (1), 3–72.

Oyserman, D., & Lee, S. W. (2007). Priming "culture": Culture as situated cognition. In Kitayama, S., & Cohen, D. (Eds.), *Handbook of Cultural Psychology* (pp.255–276). New York: Guilford Press.

Phinney, J. S. (1992). The multigroup ethic identity measure: A new scale

for use with diverse groups. *Journal of Adolescent Research, 7* (2), 156–176.

Phinney, J. S. (1996). When we talk about American ethic groups, what do we mean? *American Psychologist, 51* (9), 918–927.

Preston, S. D., & de Waal, F. B. M. (2002). Empathy: its ultimate and proximate bases. *Behavioral and Brain Sciences, 25* (1), 1–20.

Pratto, F., Sidanius, J., Stallworth, L. M., & Malle, B. F. (1994). Social dominance orientation: A personality variable predicting social and political attitudes. *Journal of Personality and Social Psychology, 67* (4), 741–763.

Singelis, T. M. (1994). The measurement of independent and interdependent self-construals. *Personality and Social Psychology Bulletin, 20* (5), 580–591.

Trafimow, D., Triandis, H. C., & Goto, S. G. (1991). Some tests of the distinction between the private self and the collective self. *Journal of Personality and Social Psychology, 60* (5), 649–655.

Triandis, H. C. (1995) *Individualism and Collectivism.* Boulder, Co: Westview Press.

Wu, S., & Keysar, B. (2007). The effect of culture on perspective talking. *Psychological Science, 18* (7), 600–606.

Zhu, Y., Zhang, L., Fan, J., & Han, S. (2007). Neural basis of cultural influences on self-representation. *Neuroimage, 34* (3), 1310–1316.

5　社会脳と精神疾患 ―― 脳画像研究から見た統合失調症

Adolphs, R., Tranel, D., Damasio, H., & Damasio, A. (1994). Impaired recognition of emotion in facial expressions following bilateral damage to the human amygdala. *Nature, 372,* 669–672.

Ashburner, J. & Friston, K. J. (2000). Voxel-based morphometry: The methods. *Neuroimage, 11,* 805–821.

Fujiwara, H., Shimizu, M., Hirao, K., Miyata, J., Namiki, C., Sawamotom N., Fukuyama, H., Hayashi, T., & Murai, T. (2008). Female specific anterior cingulate abnormality and its association with empathic disability in

schizophrenia. *Progress in Neuro-Psychopharmacology and Biological Psychiatry, 32*, 1728–1734.

Hirao, K., Miyata, J., Fujiwara, H., Yamada, M., Namiki, C., Shimizu, M., Sawamoto, N., Fukuyama, H., Hayashi, T., & Murai, T. (2008). Theory of mind and frontal lobe pathology in schizophrenia: A voxel-based morphometric study. ***Schizophrenia Research, 105***, 165–74.

Kawada, R., Yoshizumi, M., Hirao, K., Fujiwara, H., Miyata, J., Shimizu, M., Namiki, C., Sawamoto, N., Fukuyama, H., Hayashi, T., & Murai, T. (2009). Brain volume and dysexecutive behavior in schizophrenia. ***Progress in Neuro-Psychopharmacology and Biological Psychiatry, 33***, 1255–60.

Kubota, M., Miyata, J., Yoshida, H., Hirao, K., Fujiwara, H., Kawada, R., Fujimoto, S., Tanaka, Y., Sasamoto, A., Sawamoto, N., Fukuyama, H., & Murai, T. (2011). Age-related cortical thinning in schizophrenia. Age-related cortical thinning in schizophrenia. ***Schizophrenia Research, 125***, 21–9.

Kubota, M. & Miyata, J., Hirao, K., Fujiwaram H., Kawada, R., Fujimoto, S., Tanaka, Y., Sasamoto, A., Sawamoto, N., Fukuyama, H., Takahashi, H., & Murai, T. (2011). Alexithymia and regional gray matter alterations in schizophrenia. ***Neuroscience Research, 70***, 206–13.

Namiki, C., Hirao, K., Yamada, M., Hanakawa, T., Fukuyama, H., Hayashi, T., & Murai, T. (2007). Impaired facial emotion recognition and reduced amygdalar volume in schizophrenia. ***Psychiatry Research: Neuroimaging, 156***, 23–32.

Sasamoto, A., Miyata, J., Hirao, K., Fujiwara, H., Kawada, R., Fujimoto, S., Tanaka, Y., Kubota, M., Sawamoto, N., Fukuyama, H., Takahashi, H., & Murai, T. (2011). Social impairment in schizophrenia revealed by Autistic Quotient correlated with gray matter reduction. ***Social Neuroscience, 6,*** 548–558.

Yamada, M., Hirao, K., Namiki, C., Hanakawa, T., Fukuyama, H., Hayashi, T., & Murai, T. (2007). Social cognition and frontal lobe pathology in schizophrenia: A voxel-based morphometric study. ***Neuroimage, 35***, 292–

298.
Yamada, M., Ueda, K., Namiki, C., Hirao, K., Hayashi, T., Ohigashi, Y., & Murai, T. (2009). Social cognition in schizophrenia: Similarities and differences of emotional perception from patients with focal frontal lesions. *European Archives of Psychiatry and Clinical Neuroscience, 259*, 227–233.

6　他人の不幸は蜜の味――妬みと他人の不幸を喜ぶ気持ちの脳内メカニズム

Buller, D. J. (2005). Evolutionary psychology: The emperor's new paradigm. *Trends in Cognitive Science, 9* (6), 277–283.
Buss, D. M., & Haselton, M. (2005). The evolution of jealousy. *Trends in Cognitive Science, 9* (11), 506–507.
Buss, D. M., Shackelford, T. K., Kirkpatrick, L. A., Choe, J. C., Lim, H. K., Hasegawa, M., et al. (1999). Jealousy and the nature of beliefs about infidelity: Tests of competing hypotheses about sex differences in the United States, Korea, and Japan. *Personal Relationships, 6* (1), 125–150.
Harris, C. R. (2003). A review of sex differences in sexual jealousy, including self-report data, psychophysiological responses, interpersonal violence, and morbid jealousy. *Personality and Social Psychology Review, 7* (2), 102–128.
Lieberman, M., & Eisenberger, N. (2009). Neuroscience: Pains and pleasures of social life. *Science, 323* (5916), 890–891.
Rilling, J. K., Winslow, J. T., & Kilts, C. D. (2004). The neural correlates of mate competition in dominant male rhesus macaques. *Biological Psychiatry, 56* (5), 364–375.
Smith, R., & Kim, S. (2007). Comprehending envy. *Psychological Bulletin, 133* (1), 46–64.
Takahashi, H., Kato, M., Matsuura, M., Mobbs, D., Suhara, T., & Okubo, Y. (2009). When your gain is my pain and your pain is my gain: Neural correlates of envy and schadenfreude. *Science, 323* (5916), 937–939.

Takahashi, H., Matsuura, M., Yahata, N., Koeda, M., Suhara, T., & Okubo, Y. (2006). Men and women show distinct brain activations during imagery of sexual and emotional infidelity. *Neuroimage, 32* (3), 1299–1307.

7　サルに内的思考過程は存在するか？　――サルにおけるデフォルト脳活動

Christoff, K., Ream, J. M., & Gabrieli, J. D. (2004). Neural basis of spontaneous thought processes. *Cortex, 40*, 623–30.

Christoff, K., Gordon, A. M., Smallwood, J., Smith, R., & Schooler, J.W. (2009). Experience sampling during fMRI reveals default network and executive system contributions to mind wandering. *Proceedings of the National Academy of Sciences of the United States of America*, 106, 8719–24.

Brosnan, S. F. & De Waal, F. B. (2003). Monkeys reject unequal pay. *Nature, 425*, 297–9.

Burkart, J. M., Fehr, E., Efferson, C., & van Schaik, C. P. (2007). Other-regarding preferences in a non-human primate: Common marmosets provision food altruistically. Proceedings of the *National Academy of Sciences of the United States of America, 104*, 19762–6.

Fair, D. A., Cohen, A. L., Dosenbach, N. U., Church, J. A., Miezin, F. M., Barch, D. M., Raichle, M. E., Petersen, S. E., & Schlaggar, B. L. (2008). The maturing architecture of the brain's default network. *Proceedings of the National Academy of Sciences of the United States of America, 105*, 4028–32.

Fassbender, C., Zhang, H., Buzy, W. M., Cortes, C. R., Mizuiri, D., Beckett, L., & Schweitzer, J. B. (2009). A lack of default network suppression is linked to increased distractibility in ADHD. *Brain Research, 273*, 114–28.

Flombaum, J. I. & Santos, L. R. (20059. Rhesus monkeys attribute perceptions to others. *Current Biology, 15*, 447–52.

Fox, M. D., Snyder, A. Z., Vincent, J. L., Corbetta, M., Van Essen, D. C., & Raichle, M. E. (2005). The human brain is intrinsically organized into dynamic, anticorrelated functional networks. *Proceedings of the National*

Academy of Sciences of the United States of America, 102, 9673–78.
Fox, M. D. & Raichle, M. E. (2007). Spontaneous fluctuations in brain activity observed with functional magnetic resonance imaging. *Nature Reviews Neuroscience, 8*, 700–11.
Fox, M. D. & Greicius, M. (2010). Clinical applications of resting state functional connectivity. *Frontiers in Systems Neuroscience, 4*, 19.
Fransson, P. (2005). Spontaneous low-frequency BOLD signal fluctuations: An fMRI investigation of the resting-state default mode of brain function hypothesis. *Human Brain Mapping, 26*, 15–29.
Gallup, G. G., Jr. (1970). Chimpanzees: Self-recognition. *Science, 167*, 86–87.
Garrity, A. G., Pearlson, G. D., McKiernan, K., Lloyd, D., Kiehl, K. A., & Calhoun, V. D. (2007). Aberrant "default mode" functional connectivity in schizophrenia. *American Journal of Psychiatry, 164*, 450–7.
Grady, C. L., Springer, M. V., Hongwanishkul, D., McIntosh, A. R., & Winocur, G. (2006). Age-related changes in brain activity across the adult lifespan. *Jouranl of Cognitive Neuroscience, 18*, 227–41.
Grimm, S., Boesiger, P., Beck, J., Schuepbach, D., Bermpohl, F., Walter, M., Ernst, J., Hell, D., Boeker, H., & Northoff, G. (2009). Altered negative BOLD responses in the default-mode network during emotion processing in depressed subjects. *Neuropsychopharmacology, 34*, 932–43.
Gusnard, D. A., Akbudak, E., Shulman, G. L., & Raichle, M. E. (2001). Medial prefrontal cortex and self-referential mental activity: Relation to a default mode of brain function. *Proceedings of the National Academy of Sciences of the United States of America, 98*, 4259–64.
Harrison, B. J., Yucel, M., Pujol, J., & Pantelis, C. (2007). Task-induced deactivation of midline cortical regions in schizophrenia assessed with fMRI. *Schizophrenia Research, 91*, 82–6.
Hayden, B. Y., Nair, A. C., McCoy, A. N., & Platt, M. L. (2008). Posterior cingulate cortex mediates outcome-contingent allocation of behavior. *Neuron, 60*, 19–25.
Hayden, B. Y., Smith, D. V., & Platt, M. L. (2009). Electrophysiological

correlates of default-mode processing in macaque posterior cingulate cortex. *Proceedings of the National Academy of Sciences of the United States of America, 106*, 5948–53.

Kennedy, D. P., Redcay, E., & Courchesne, E. (2006). Failing to deactivate: Resting functional abnormalities in autism. *Proceedings of the National Academy of Sciences of the United States of America, 103*, 8275–80.

Kenway, L. & Wilson, M. A. (2001). Temporally structured replay of awake hippocampal ensemble activity during rapid eye movement sleep. *Neuron, 29*, 145–156.

Kojima, T., Onoe, H., Hikosaka, K., Tsutsui, K., Tsukada, H., & Watanabe, M. (2007). Domain-related differentiation of working memory in the Japanese macaque (Macaca fuscata) frontal cortex: A positron emission tomography study. *European Journal of Neuroscience, 25*, 2523–35.

Kojima, T., Onoe, H., Hikosaka, K., Tsutsui, K., Tsukada, H., & Watanabe, M. (2009). Default mode of brain activity demonstrated by positron emission tomography imaging in awake monkeys: Higher rest-related than working memory-related activity in medial cortical areas. *Journal of Neuroscience, 29*, 14463–71.

Liang, M., Zhou, Y., Jiang, T., Liu, Z., Tian, L., Liu, H., & Hao, Y. (2006). Widespread functional disconnectivity in schizophrenia with resting-state functional magnetic resonance imaging. *Neuroreport, 17*, 209–13.

Lu, H., Zou, Q., Real, W., Stein, E. A., & Yang, Y. (2011). Rat brain possesses a default mode network. *Proceedings of the International Society for Magnetic Resonance in Medicine, 19*, 3684.

Lustig, C., Snyder, A. Z., Bhakta, M., O'Brien, K. C., McAvoy, M., Raichle, M. E., Morris, J. C., & Buckner, R. L. (2003). Functional deactivations: Change with age and dementia of the Alzheimer type. *Proceedings of the National Academy of Sciences of the United States of America, 100*, 14504–9.

Machado, C. J., Snyder, A. Z., Cherry, S. R., Lavenex, P., & Amaral, D. G. (2008). Effects of neonatal amygdala or hippocampus lesions on resting brain metabolism in the macaque monkey: A microPET imaging study.

Neuroimage, 39, 832–46.

Mayberg, H. (2002). Depression, II: Localization of pathophysiology. *American Journal of Psychiatry, 159*, 1979.

Mason, M. F., Norton, M. I., Van Horn, J. D., Wegner, D. M., Grafton, S. T., & Macrae, C. N. (2007). Wandering minds: The default network and stimulus independent thought. *Science, 315*, 393–5.

Mazoyer, B., Zago, L., Mellet, E., Bricogne, S., Etard, O., Houde, O., Crivello F., Joliot, M., Petit, L., & Tzourio-Mazoyer, N. (2001). Cortical networks for working memory and executive functions sustain the conscious resting state in man. *Brain Research Bulletin, 54*, 287–98.

Miller, K. J., Weaver, K. E., & Ojemann, J. G. (2009). Direct electrophysiological measurement of human default network areas. *Proceedings of the National Academy of Sciences of the United States of America, 106*, 12174. 7.

Minoshima, S., Giordani, B., Berent, S., Frey, K. A., Foster, N. L., & Kuhl, D. E. (1997). Metabolic reduction in the posterior cingulate cortex in very early Alzheimer's disease. *Annals of Neurology, 42*, 85. 94.

Povinelli, D. J., Parks, K. A., & Novak, M. A. (1991). Do rhesus monkeys (Macaca mulatta) attribute knowledge and ignorance to others? *Journal of Comparative Psychology, 105*, 318–25.

Raichle, M. E., MacLeod, A. M., Snyder, A. Z., Powers, W. J., Gusnard, D. A., & Shulman, G. L. (2001). A default mode of brain function. *Proceedings of the National Academy of Sciences of the United States of America, 98*, 676–82.

Rajala, A. Z., Reininger, K. R., Lancaster, K. M., & Populin, L. C. (2010). Rhesus monkeys (Macaca mulatta) do recognize themselves in the mirror: Implications for the evolution of self-recognition. *PLoS ONE, 5* (9), e12865.

Rilling, J. K., Barks, S. K., Parr, L. A., Preuss, T. M., Faber, T. L., Pagnoni, G., Bremner, J. D., & Votaw, J. R. (2007). A comparison of resting-state brain activity in humans and chimpanzees. *Proceedings of the National Academy of Sciences of the United States of America, 104*, 17146–51.

Rushworth, M. F., Buckley, M. J., Behrens, T. E., Walton, M. E., & Bannerman, D. M. (2007). Functional organization of the medial frontal cortex. ***Current Opinion in Neurobiology, 17***, 220–7.

Supekar, K., Uddin, L. Q., Prater, K., Amin, H., Greicius, M. D., & Menon, V. (2010). Development of functional and structural connectivity within the default mode network in young children. ***Neuroimage, 52***, 290–301.

Vincent, J. L., Patel, G. H., Fox, M. D., Snyder, A. Z., Baker, J. T., Van Essen, D. C., Zempel, J. M., Snyder, L. H., Corbetta, M., & Raichle, M. E. (2007). Intrinsic functional architecture in the anaesthetized monkey brain. ***Nature, 447***, 83–6.

Watanabe, M. (2011). Are there internal thought processes in the monkey? Default brain activity in humans and nonhuman primates. ***Behavioural Brain Research, 221***, 295–303.

Wheeler, B. C. (2009). Monkeys crying wolf? Tufted capuchin monkeys use anti-predator calls to usurp resources from conspecifics. ***Proceedings of the Royal Society of London Series B: Biological Sciences,276***, 3013–8.

Zysset, S., Huber, O., Ferstl, E., von Cramon, D. Y. (2002). The anterior frontomedian cortex and evaluative judgment: An fMRI study. ***Neuroimage, 15***, 983–91.

【コラム】 デフォルトモード・ネットワークとは

Raichle, M. E. et al. (2001). A default mode of brain function. ***Proceedings of the National Academy of Sciences of the United States of America, 98***, 676–682.

Raichle, M. E. & Snyder, A. Z. (2007). A default mode of brain function: A brief history of an evolving idea. ***NeuroImage, 37***, 1083–1090.

Roy, C. S. & Sherrington, C. S. (1890). On the regulation of the blood-supply of the brain. ***Journal of Physiology, 11***, 85–158.

Starzl, T. E., Taylor, C. W., & Magoun, H. W. (1951). Ascending conduction in reticular activating system, with special reference to the diencephalon. ***Journal of Neurophysiology, 14***, 461–477.

8　デフォルトモード・ネットワークから見たワーキングメモリ

Amodio, D. M. & Frith, C.D. (2006). Meeting of minds: The medial frontal cortex and social Cognition. *Nature Reviews Neuroscience, 7*, 268–277.

Binder, J. R., Frost, J. A., Hammeke, T. A., Bellgowan, P. S. F., Rao, S. M., & Cox, R. W. (1999). Conceptual processing during the conscious resting state: A functional MRI study. *Journal of Cognitive Neuroscience, 11*, 80–95.

Braver, T. S. & Bongiolatti, S. R. (2002). The role of frontpolar cortex in subgoal processing during working memory. *Neuroimage, 15*, 523–536.

Braver, T. S., Reynolds, J. R., & Donaldson, D. I. (2003). Neural mechanisms of transient and sustained cognitive control during task switching. *Neuron, 39*, 713–726.

Buckner, R. L., Andrews-Hanna, J. R., & Schacter, D. L. (2008). The brain's default network: Anatomy, function, and relevance to disease. *Annals of the New York Academy of Sciences, 1124*, 1–38.

Burgess, P. W., Dumontheil, I., & Gilbert, S. J. (2007). The gateway hypothesis of rostral prefrontal cortex (area 10) function. *Trends in Cognitive Science, 11*, 290–298.

Burgess, P. W., Quayle, A., & Frith, C. D. (2001). Brain regions involved in prospective memory as determined by positron emission tomography. *Neuropsychologia, 39*, 545–555.

Cavanna, A. E., & Trimble, M. R. (2006). The precuneus: a review of its functional anatomy and behavioural correlates. *Brain, 129*, 564–583.

Christoff, K. & Gabrieli, J. D. E. (2000). The frontopolar cortex and human cognition: Evidence for a rostrocaudal hierarchical organization within the human prefrontal cortex. *Psychobiology, 28*, 168–186.

Christoff, K., Gordon, A. M., Smallwood, J., Smith, R., & Schooler, J. W. (2009). Experience sampling during fMRI reveals default network and executive system contributions to mind wandering. *Proceedings of the National Academy of Sciences of the United States of America, 106*, 8719–8724.

Christoff, K., Ream, J. M., Geddes, J. P. T., & Gabrieli, J. D. E. (2003). Evaluating self-generated information: Anterior prefrontal contribution to

human cognition. *Behavioral Neuroscience, 117,* 1161–1168.

Corbetta, M., & Shulman, G. L. (2002). Control of goal-directed and stimulus driven attention in the brain. *Nature Review Neuroscience, 3,* 201–215.

Corbetta, M., Patel, G., & Shulman, G. L. (2008). The reorienting system of the human brain: From environment to theory of mind. *Neuron, 58,* 306–324.

Dosenbach, N. U., Visscher, K. M., Palmer, E. D., Miezin, F. M., Wenger, K. K., Kang, H. C., Burfund, E. D., Grimes, A. L., Schlaggar, B. L., & Petersen, S. E. (2006). A core system for the implementation of task sets. *Neuron, 50,* 799–812.

Drevets, W. C., Burton, H., Videen, T. O., Snyder, A. Z., Simpson, J. R., & Raichle, M. (1995). Blood flow changes in human somatosensory cortex during anticipated stimulation. *Nature, 373,* 249–252.

Fox, M. D., Snyder, A. Z., Vincent, J. L., Corbetta, M., Van Essen, D. C., & Raichle, M. E. (2005). The human brain is intrinsically organized into dynamic, anticorrelated functional networks. *Proceedings of the National Academy of Sciences of the United States of America, 102,* 9673–9678.

Gazzaley, A., Cooney, J. W., McEvoy, K., Knight, R. T., & D'Esposito, M. (2005). Top-down enhancement and suppression of the magnitude and speed of neural activity. *Journal of Cognitive Neuroscience, 17,* 507–517.

Gilbert, S. J., Spengler, S., Simons, J. S. S., Steele, J. D., Lawrie, S. M., Frith, C. D., & Burgess, P. W. (2006). Functional specialization within rostral prefrontal cortex (area 10): A meta-analysis. *Journal of Cognitive Neuroscience, 18,* 932–948.

Gilbert, S. J., Dumontheil, I., Simons, J. S., Frith, C. D., & Burgess, P. W. (2007). Comment on "Wandering Minds: The Default Network and Stimulus-Independent Thought". *Science, 317,* 43b.

Grecius, M. D., Krasnow, B., Reiss, A. L., & Menon, V. (2003). Functional connectivity in the resting brain: A network analysis of the default mode hypothesis. *Proceedings of the National Academy of Sciences of the United*

States of America, 100, 253–258.

Gusnard, D. A., & Raichle, M. E. (2001). Searching for a baseline: Functional imaging and the resting human brain. *Nature Review Neuroscience, 2*, 685–694.

Hampson, M., Driesen, N. R., Skudlarski, P., Gore, J. C., & Constable, R. T. (2006). Brain connectivity related to working memory performance. *Journal of Neuroscience, 26*, 13338–13343.

Haynes, J-D., Sakai, K., Rees, G., Gilbert, S., Frith, C., & Passingham, R. E. (2007). Reading hidden intentions in the human brain. *Current Biology, 17*, 323–328.

Hopfinger, J. B., Buonocore, M. H., & Mangun, G. R. (2000). The neural mechanisms of top-down attentional control. *Nature Neuroscience, 3*, 284–291.

Kastner, S., De Weerd, P., Desimone, R., & Ungerleider, L. G. (1998). Mechanisms of directed attention in the human extrastriate cortex as revealed by functional MRI. *Science, 282*, 108–111.

Kastner, S., Pinsk, M. A., De Weerd, P., Desimone, R., & Ungerleider, L. G. (1999). Increased activity in human visual cortex during directed attention in the absence of visual stimulation. *Neuron, 22*, 751–761.

Kastner, S., & Ungerleider, L. G. (2000). Mechanisms of visual attention in the human cortex. *Annual Review of Neuroscience, 23*, 315–341.

Kastrup, A., Baudewig, J., Schnaudigel, S., Huonker, R., Becker, L., Sohns, J. M., Dechent, P., Klingner, C., & Witte, O. W. (2008). Behavioral correlates of negative BOLD signal changes in the primary somatosensory cortex. *Neuroimage, 41*, 1364–1371.

Koechlin, E. , Basso, G., Peitrini, P., Panzer, S., & Grasby, P. M. (1999). The role of the anterior prefrontal cortex in human cognition. *Nature, 399*, 148–151.

Koechlin, E. & Hyafil, A. (2007). Anterior prefrontal function and the limits of human decision making. *Science, 318*, 594–598.

Koshino, H., Minamoto, T., Ikeda, T., Osaka, M., Otsuka, Y., & Osaka, N.

(2011a). Anterior medial prefrontal cortex exhibits activation during task preparation but deactivation during task execution. *PLoS ONE, 6* (8), e22909.
Koshino, H., Minamoto, T., Yaoi, K., Osaka, M., & Osaka, N. (2011b). The Default Mode Network helps you to get ready for working memory tasks: An event-related fMRI study. Paper presented at the annual conference of the Society for Neuroscience, Washington, DC.
Laurienti, P. J., Burdette, J. H., Wallace, M. T., Yen, Y-F., Field, A. S., & Stein, B. E. (2002). Deactivation of sensory-specific cortex by cross-modal stimuli. *Journal of Cognitive Neuroscience, 14*, 420–429.
Lepage, M., Ghaffar, O., Nyberg, L., & Tulving, E. (2000). Prefrontal cortex and episodic memory retrieval mode. *Proceedings of the National Academy of Sciences of the United States of America, 97*, 506–511.
MacLeod, A. K., Buckner, R. L., Miezin, F. M., Petersen, S. E., & Raichle, M. E. (1998). Right anterior prefrontal cortex activation during semantic and working memory. *Neuroimage, 7*, 41–48.
Mason, M. F., Norton, M. I., Van Horn, J. D., Wegner, D. M., Grafton, S. T., & Macrae, C. N. (2007). Wandering minds: The default network and stimulus-independent thought. *Science, 315*, 393–395.
Mayer, J. S., Roebroeck, A., Maurer, K., & Linden, D. E. J. (2010). Specialization in the default mode: Task-induced brain deactivations dissociate between visual working memory and attention. *Human Brain Mapping, 31*, 126–139.
Mazoyer, B., Zago, L., Mellet, E., Bricogne, S., Etard, O., Houde, O., Crivello, F., Joliot, M., Petit, L., & Tzourio-Mazoyer, N. (2001). Cortical networks for working memory and executive functions sustain the conscious resting state in man. *Brain Research Bulletin, 54*, 287–298.
McKiernan, K. A., Kaufman, J. N., Kucera-Thompson, J., & Binder, J. R. (2003). A parametric manipulation of factors affecting task-induced deactivation in functional Neuroimaging. *Journal of Cognitive Neuroscience, 15*, 394–408.

Nyberg, L., McIntosh, A. R., Cabeza, R., Habib, R., Houles, S., & Tulving, E. (1996). General and specific brain regions involved in encoding and retrieval of events: What, where, and when. *Proceedings of the National Academy of Sciences of the United States of America, 93*, 11280–11285.

O'Craven, K. M., Downing, P.E., & Kanwisher, N. (1999). fMRI evidence for objects as the units of attentional selection. *Nature, 401*, 584–587.

Okuda, J., Fujii, T., Yamadori, A., Kawashima, R., Tsukiura, T., Fukatsu, R., Suzuki, K., Ito, M., & Fukuda, H. (1998). Participation of the prefrontal cortices in prospective memory: Evidence from a PET study in humans. *Neuroscience Letters, 253*, 127–130.

苧阪直行（編）(2000). 脳とワーキングメモリ. 京都大学学術出版会.

Osaka, N., Logie, R., & D'Esposito, M. (Eds.) (2007). *Cognitive neuroscience of working memory*. Oxford: Oxford University Press.

Pessoa, L., Kastner, S., & Ungerleider, L. G. (2003). Neuroimaging studies of attention: From modulation of sensory processing to top-down control. *Journal of Neuroscience, 23*, 3990–3998.

Pyka, M., Beckmann, C. F., Sch?ning, S., Hauke, S., Heider, D., Kugel, H., Arolt, V., & Konrad, C. (2009). Impact of working memory load on FMRI resting state pattern in subsequent resting phases. *PLoS One, 4* (9), e7198.

Raichle, M. E., MacLeod, A. M., Snyder, A. Z., Powers, W. J., Gusnard, D. A., & Shulman, G. L. (2001). A default mode of brain function. *Proceedings of the National Academy of Sciences of the United States of America, 98*, 676–682.

Rameson, L. T., Satpute, A. B., & Lieberman, M. D. (2010). The neural correlates of implicit and explicit self-relevant processing. *Neuroimage, 50*, 701–708.

Ramnani, N., & Owen, A. M. (2004). Anterior prefrontal cortex: Insights into function from anatomy and neuroimaging. *Nature Review Neuroscience, 5*, 184–194.

Ranganath, C., Johnson, M. K., & D'Esposito, M. (2003). Prefrontal activity associated with working memory and episodic long-term memory.

Neuropsychologia, 41, 378–389.

Sakai, K., & Passingham, R. E. (2003). Prefrontal interactions reflect future task operations. *Nature Neuroscience, 6*, 75–81.

Shmuel, A., Yacoub, E., Pfeuffer, J., Van de Moortele, P-F., Adriany, G., Hu, X., & Ugurbil, K. (2002). Sustained negative BOLD, blood flow and oxygen consumption response and its coupling to the positive response in the human brain. *Neuron, 36*, 1195–1210.

Shulman, G. L., Fiez, J. A., Corbetta, M., Buckner, R. L., Miezin, F. M., Raichle, M. E., & Petersen, S. E. (1997). Common blood flow changes across visual tasks: II. Decreases in cerebral cortex. *Journal of Cognitive Neuroscience, 9*, 648–663.

Shulman, G. L., McAvoy, M. P., Cowan, M. C., Astafiev, S. V., Tansy, A. P., d'Avossa, G. , & Corbetta, M. (2003). Quantitative analysis of attention and detection signals during visual search. *Journal of Neurophysiology, 90*, 3384–3397.

Simons, J. S., Scholvinck, M., Gilbert, S. J., Frith, C. D., & Burgess, P. W. (2006). Differential components of prospective memory? Evidence from fMRI. *Neuropsychologia, 44*, 1388–1397.

Smith, A. T., Williams, A. L., & Singh, K. D. (2004). Negative BOLD in the visual cortex: Evidence against blood stealing. *Human Brain Mapping, 21*, 213–220.

Sridharan, D., Levitin, D. J., & Menon, V. (2008). A critical role for the right fronto-insular cortex in switching between central-executive and default-mode networks. *Proceedings of the National Academy of Sciences of the United States of America, 105*, 12569–12574.

Todd, J. J., Fougnie, D., & Marois, R. (2005). Visual-short term memory load suppresses temporo-parietal junction activity and induces inattentional blindness. *Psychological Science, 16*, 965–972.

Tomasi, D., Ernst, T., Caparelli, E. C., & Chang, L. (2006). Common deactivation patterns during working memory and visual attention tasks: An intrasubject fMRI study at 4 Tesla. *Human Brain Mapping, 27*, 694–

705.
Tootell, R. B. H., Hadjikhani, N., Hall, E. K., Marrett, S., Vanduffel, W., Vaughan, J. T., & Dale, A. M. (1998). The retinotopy of visual spatial attention. *Neuron, 21*, 1409–1422.
van den Heuvel, M. P., & Hulshoff Pol, H. E. (2010). Exploring the brain network: a review on resting-state fMRI functional connectivity. *European Neuropsychopharmacology, 20*, 519–534.
Weissman, D. H., Roberts, K. C., Visscher, K. M., & Woldorff, M. G. (2006). The neural basis of momentary lapses in attention. *Nature Neuroscience, 9*, 971–978.
Zysset, S., Huber, O., Samson, A., Ferstl, E. C., & von Cramon, D. Y. (2002). Functional specialization within the anterior medial prefrontal cortex: A functional magnetic resonance imaging study with human subjects. *Neuroscience Letters, 335*, 183–186.